余命3カ月のガンが消えた
1日1食奇跡のレシピ

ムラキ テルミ
Terumi Muraki

KKロングセラーズ

はじめに

二〇〇九年五月に、進行の早い肝臓ガンであることを宣告されました。
余命は三カ月、まぁもって半年と。

そして五年が経ちました。
手術をせず、抗ガン剤治療もせず、放射線治療もしていません。
西洋医学界のガン標準治療を受けずして、ガンを完治させております。

いかにして？

「食べない技術を磨いたこと」
これで、ガンが消えてしまいました。

「人は食べたモノで体が作られる」

よく耳にする言葉です。

私のケースは、

「食べないことで体が作り変えられた」

のです。

極極少食に努め、その小さな食事の質を高め、磨くことで、ガン完治が叶い、今日こうして元気に生き抜いております。


末期肝臓ガンとの闘病中は、消化器官のガンですから、ほとんど食欲はありませんでした。

吐く、下す、に忙しくしていました。


まさに、吐く、下す、に忙しい時に、医学博士 石原結實先生と出会えたのです。石原先生との出会いは、私の生死を左右することとなりました。一生分の運を使ったと、今も思います。

はじめての石原先生とのお電話で、吐いて下している私に、
「食べたくなければ、食べなくていい」
とご指導下さいました。

末期ガンで、みるみる痩せ細る体を案じて、大学病院からは、
「バナナ一本でも、ヨーグルト一口でも食べるように」
と、言われ続けていました。

「食べたくなければ、食べなくていい」

石原先生が喝破されたこの言葉から、私の食べないガン療養生活が始まりま

した。
朝昼は、ニンジン・リンゴジュースと生姜紅茶、夕飯は好きなモノを好きなだけ。この石原メソッドの基本を忠実に守りました。

今、改めて思い返しますと、石原メソッド・スタートの三カ月ほどは、ほとんど、食事を取れていませんでした。
凄まじい排毒症状に、食べるどころではありません。ただ、この三カ月の間に、大学病院の担当医から、「見たことがない……」とまで言われたハイスコアな血中ガン腫瘍マーカーが正常値となりました。

その後の半年間の一日一食に何を食べていたのか……
小さな玄米のおむすびと、
貝のお味噌汁に、
お醤油をかけたお漬物だけです。

この日本食の原点のような粗食が、
私のガン完治食となりました。

ガン宣告から一〇カ月後、ガン腫瘍の輪郭がボヤけ、変化した様子がレントゲンに映りました。

この頃から、吐く、下す、が治まりました。

夕飯は、ごはんに、お味噌汁に、おかずが一品。一汁一菜となりました。


一三カ月後には、ガン腫瘍は、毛細血管の塊になるという摩訶不思議なことが起こります。

この時点で、石原先生からは、

「ガン完治ですよ！」

と喜んでいただきました。摩訶不思議な毛細血管の塊は？

その三カ月後には、跡形もなく消えてしまったのです。

このガン発覚から完治までの一三カ月間、食べないことに努め続けました。キッチンに食べ物があると、食べてしまい歯止めが利かないので、身辺から食べ物を整理しました。

私のガン完治食は、ごはん、味噌、醤油だったのです。

一日一食生活は五年目となり、毎日の一食の時間を大切にし、食事の質を高め続けています。

よく、

「何を食べて、ガンが治ったのか?」

と、聞かれます。

「いかに食べないかに努めたから」

この返事は、皆様にあまり歓迎されません。

「○○を食べて、ガンが治った！」

の方が、歓迎されます。


よくよく聞いて下さい。

ガンは、
栄養過剰、カロリー過剰、糖分過剰、脂肪過剰、塩分過剰など、余分な過分な過多エネルギーが、ガンという名の新生物を生み出したのです。

食べることで、ガンにも栄養を与え、養ってしまいます。

そうならないよう、自分の食べているモノを見張って下さい。

食欲だけは、よほど抑制力不足でない限り、自分でコントロールができます。


食事の質も極めております。

「奇跡のリンゴ」の木村秋則さんとの出会いで、自然栽培の食材を選んでいます。

食材が生きておりエネルギーに満ちているからか、量を食べなくても満足できるようになりました。

量を食べたくなるのは、口にしているモノに、エネルギーが足りないからかもしれません。

時代劇を見ていると、実に質素な食事で、重い鎧兜を身に付けて山河を駆けていますが、こんなことが、なぜ可能だったのか？

質素な食事の食材がエネルギーに満ちていたからではないでしょうか。

お殿様の御膳を見ても、羨ましいと思ったことはありません。よほど今の私たちの食事の方が贅沢でご馳走を食べています。

特権階級のお殿様よりご馳走を食べられる世の中になりましたのに、今の日本は、ガンに侵されています。

三人に一人、二人に一人がガンになる時代になりました。

そして、先進国中で一番、食べ物を廃棄している国が日本であることも、恥ずべき事実であると思います。
一年間に一兆円もの食物を廃棄することを、日本の食の神様がお許しにならないのではないでしょうか。

今ならまだ、食べないことを選択できます。
近い将来、食べることのできない世の中にならないためにも、
ガンに向き合う方も、
ガンサバイバルされた方も、
ガンが他人事の方にも、
日本食の原点である、ごはん、味噌汁、お漬物の食事を見直すきっかけとなれましたら、大変幸せです。

ムラキ　テルミ

目次

2 DR.石原メソッド

私のガン完治食――ごはん

6 心の排毒も

7 ガン患者は一日一食でいい

1

ガンは、怖くない！

「あなたが作った病気なんだから、あなたが治すんですよ」

今から五年前の二〇〇九年、肝臓ガンで余命三カ月の宣告を受けた私は、病気治療に専念するために引っ越した熱海で、身辺の整理をしていました。

書棚の片づけにとりかかったとき、一冊の本が飛び出すように落ちてきて、私のおでこにあたったのです。

その本のタイトルは、『食べない健康法』。知人からいただいた本で、それまでしっかり内容を確認することも、著者の石原結實《いしはらゆうみ》先生というお名前を深く気にとめることもありませんでした。

けれども心の片すみに、「このお医者様の療法でガンを治された方がいるんですって」という知人の言葉がひっかかり、文字通り目の前に飛び込んできたその本を、のめりこむように読み始めました。

それこそがまさに、奇跡のような、私とドクター石原メソッドとの出会いでした。

石原先生の療法とめぐりあって五年。余命宣告の期限をとうに超えた今、私は誰からも大病を患ったことすら信じてもらえないような健康な毎日を送っています。

たった一年でガンが癒えてしまったのです。

手術も受けず、お金もかけず、病院にも通うことなく、「食べない」技術を磨くことだけで、身体も心も環境も、本当の意味での健康を取り戻す。そんな魔法のようなできごとが、確かに私の身に訪れたのです。

石原先生に最初にお目にかかったのは、ガン腫瘍が発見されてから三カ月目、ちょうど余命の期限と言われていた時期でした。

先生は私の顔を一目ご覧になるなり、

「大丈夫、治りますよ」

と断言されました。


それまでに、大病院を六カ所回って検査を繰り返し、さまざまな療法や手術の可能性を検討し、病院ジプシーに陥っていたのも、そのたった一言、「治りますよ」が聞きたいがためだったのです。

目から涙が流れ出るような衝撃を覚え、しばらくじーんと感動に浸っていました。

「先生に治していただきたいです、よろしくお願いします」と頭を下げる私に、石原先生は気さくな笑顔でおっしゃいました。

「なーに言ってるんですか。あなたが作った病気なんですから、あなたが治すんですよ」

その瞬間、私はボタンを掛け違えていた！　と気がつきました。どの治療法にしよう、どこの病院で診てもらおうとばかり考えるうちに、自分で治そうという意識がすっぽりと欠け落ちていたのです。

目がさめるような思いでした。

では、「自分でどうすればいいでしょう」と問いかけるところから始まったドクター石原メソッド。それは、自宅でできることばかりでした。

ガンの原因は、一つだけ、血液の汚れ

「すべての病気の原因は、一つだけ！」

「そのたった一つの原因は、血液の汚れ」であると教えられ、驚きました。

風邪も腹痛も、そしてガンまでもが、原因は血液の汚れなのです。

身体の内側を流れる血液には、体調を測るために必要な全ての情報が詰まっています。万病の原因は血液の汚れ。血液が浄化された状態を保つことが、必須です。

血液の汚れていることを自覚し、血液をきれいにすることが、自己治癒力のスタートです。

逆もまた真なり。

すべての病気は、血液の浄化作用なのです。

塩　水

熱を出した時、足が冷えたり、むくむ時

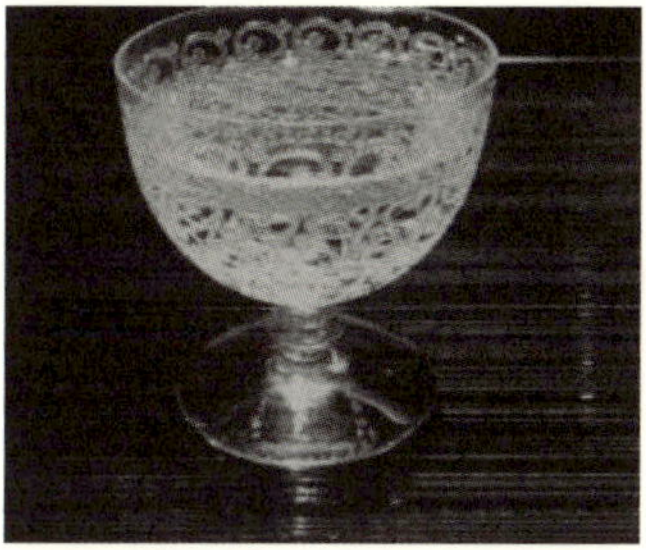

熱を出した時、足が冷えたり、むくむ時、
だまされた、と思って塩水を飲んでみて下さい。
美味しい！はずです。
何も病院で食塩水の点滴を受けることなく、
良質のお水と良質のお塩で、作って飲めばいいことに気づいた時は、すごく嬉しかったです。

＊ 材料 ＊

ミネラルウォーター
天然のお塩

＊ レシピ ＊

- 室温のミネラルウォーターに、美味しい！　と感じるお塩を加えます。
- お白湯に、お塩を加えても美味しいです。

血液の汚れの原因は、二つだけ

血液の汚れが、万病の原因で、そのまた原因は、二つだけ！

一つは、「体温の低下！」

五〇年前の私たちの平均体温は三六・八℃あったのが、今では、三五℃台の平熱にまで下がっています。

この平熱の下がり方と反比例するかのように、ガンの発症率が上がっていま す。

体温が下がることで、血液の流れが悪くなり、また、一℃の体温低下によって、免疫力が三〇％も下がります。

お白湯《さゆ》パワー

内臓に負担がかからない一番優しい飲み物

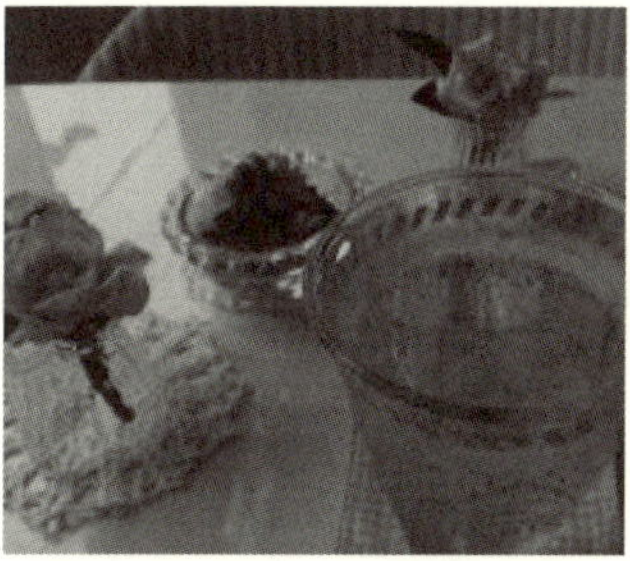

一度、ミネラルウォーターを沸騰させてから、人肌に冷まします。

私たちの身体にとって一番優しい飲み物は「お白湯」です。

お茶やジュースは、腎臓で濾過と、肝臓で解毒が必要です。

「お白湯」は、内臓に負荷がかかりません。

ヨガの後や、若石（足ツボ）健康法の後に、「お白湯」を飲むと、末端の毛細血管から汚れが浮き上がり、血液の濾過や解毒、発汗が促進されます。

確かに「お白湯」を飲むと、体が汗ばみます。

健康体だと「お白湯」が甘く美味しく感じるそうです。

ついついジュースやお茶が飲みたくなる時「お白湯」に切り替え始めました。

血液の汚れの原因　その2

もう一つの血液を汚す原因は、「食べ過ぎ」です。

一日三食を摂る習慣になり、おやつまで食べるようになったのは、この五〇〜六〇年ほど。

大げさな言い方になりますが、私たち人類は、三〇〇万年もの時を、〝餓え〟と共に進化を遂げています。

この急激な食生活の変化に体の変化が伴っていません。

私たちの体は日常的な「満腹」という体験に慣れていないのです。

「空腹」に対しては、体内に代謝機能を二〇〇以上も搭載しているのです。私たち全員の体内にです。

「空腹」でいることが、私たちにとって自然な状態なのです。

フルーツ

果物は「食べたいものを食べればよい」

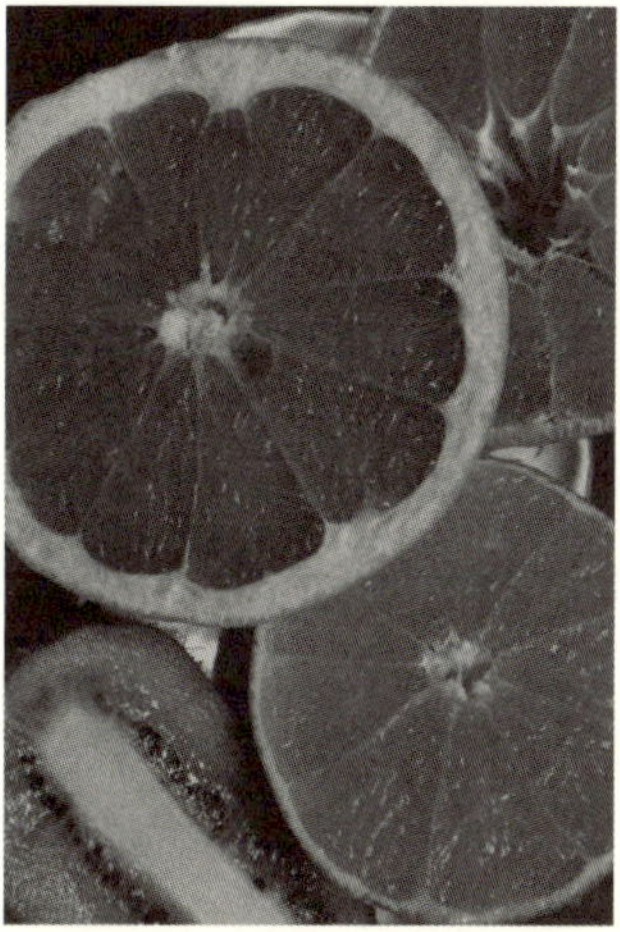

マクロビオテック食生活を20年近くも続ける中、「生の果物は体を冷やすから食べてはいけない」を守っていました。
DR.石原と出会えて、「食べたいものを食べてよい」と、ご指導をいただき、タガが外れたように果物ばかりを夕食に食べていました。美味しくて美味しくて。
体が欲していたのです。
日焼けに注意深く暮らしていたのに肌黒だったのは、果物不足、ビタミンC不足だったようです。

ガンにも目的と働きがある

西洋医学にとって「ガンの原因は不明」であるとされ、ガンと闘うかのように、切除手術や抗ガン剤治療、放射線治療が標準治療と呼ばれています。

石原先生は「『血液の汚れ』が恒常的に続いた時、正常細胞は血液を浄化するために、細胞が進化と逆行し退化する姿を取り、『ガンの正体』＝マクロファージ（単細胞生物）に還る」と、お考えです。

「ガンは、血液の汚れの浄化装置である！」ということなのです。

この血液の汚れの極みの塊が、ガン腫瘍だというのです。

この血液浄化という目的を持ったガン腫瘍を切除手術することは、体内から血液浄化装置を失うこととなり、新たに、他の部位に浄化装置を作る……このことを、ガンの再発・転移と、私たちは呼んでいるのです。この考え方は、ガンを怖れる気持ちを和らげてくれました。そう、――ガンは怖くない！

イチゴでガン予防

イチゴは天然のインターフェロンを含んでいる

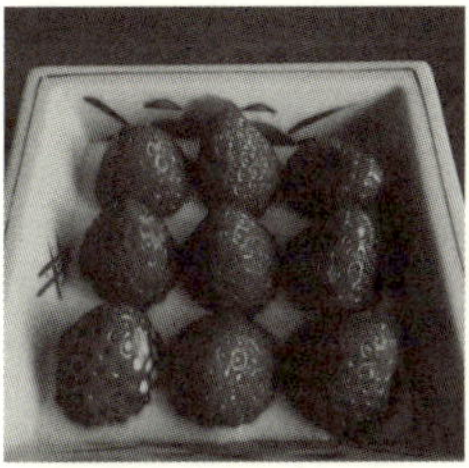

肺ガンのイチゴ農家の方から、

「私が、ガンになったのは、農薬が原因だと思います。花が咲いて出荷をするまでに50回以上も農薬を散布するのですから……しかも温室で」

と伺ってから、イチゴは食べない方がいいと思っていました。

自然栽培の小粒のイチゴが入手できるようになり、安心してパックを抱え込んで食べています。

イチゴは天然のインターフェロンを含んでいます。

イチゴやブラックベリー、ブルーベリーなどのベリー類から、抗ガン剤を作っているとか。

ならば、抗ガン剤よりイチゴを食べた方が断然いい！

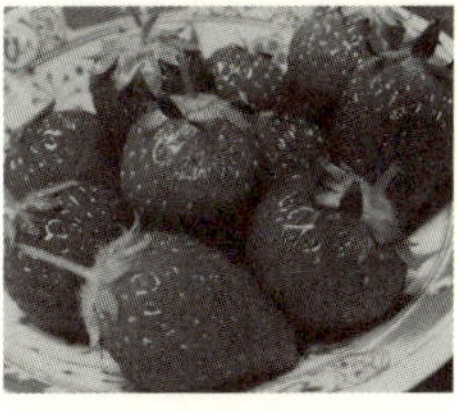

ガンは血液の最終浄化装置

血液が汚れると、皮膚の発疹で老廃物を排出し、炎症によって老廃物を燃焼し、血栓や出血、結石などで余剰物を一箇所に集めます。

このように身体が異物、老廃物を排除するための働きが様々な形で現れます。しかし、そういった排泄では間に合わないほど血液が汚れてしまうと、身体はそれ以上汚れが広がらないよう、瘀血《おけつ》を集めて固めます。それがガンとなります。

ガンは血液浄化の最終装置なのです。

ガンの目的は血液を浄化すること、そして血液を浄化するために血液中の老廃物、有害物質などガン種から発ガン性毒素をガン腫に集めて排泄している状態なのです。

自家製甘酒

血液を浄化する働きのある甘酒は一晩でできる

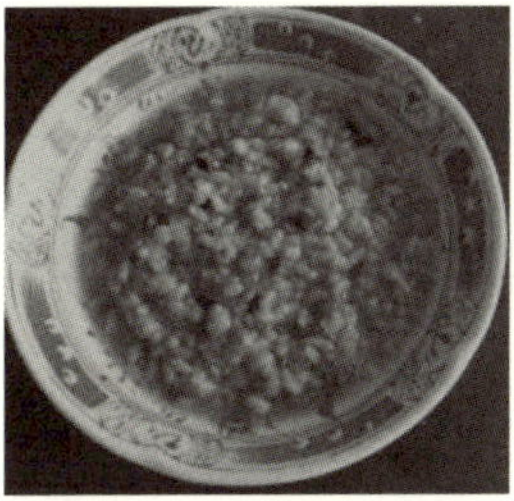

甘酒には血液を浄化する働きがあると聞き、生姜のしぼり汁を加えて、せっせと飲んでいます。
甘酒は買うものとばかり思っていましたら、なんとも簡単!!　一晩でできます。
自然な甘さにびっくりしました。
赤米、黒米を加えるとピンク色の甘酒に仕上がります。夏バテ予防にも。

＊ 材料 ＊

温かいごはん。
麹《こうじ》（袋などの説明に従った量）
ごはんの倍量のお水

＊ レシピ ＊

- 麹をよくほぐします。
- 温かいごはんにお水と麹を加えて
  炊飯器の保温モードで一晩寝かせます。

ガンの性格

ガンの細胞は三五・〇℃以下で一番増殖し、三九・三℃で死滅するそうです。ガンは高体温が苦手で、低体温好みなのです。

ドクター石原メソッドを始めてから体温が三六℃を割ることはなくなりましたが、体温が下がると必ずニンジン・リンゴジュース断食をしています。

一日をニンジン・リンゴジュースと生姜紅茶のみで過ごすだけですが、効果はてきめん！　あっという間に一℃前後体温が上昇します。

ガン細胞は三六・五℃の体温で、非活発化するデータも出ています。

ガンは、三六・五℃の体温を保つことで進行し難いという事実は、ガン・サバイバーにとって何よりの希望です。

万病への備え、ナマ葛根湯《かっこんとう》

食欲のない時に葛練り

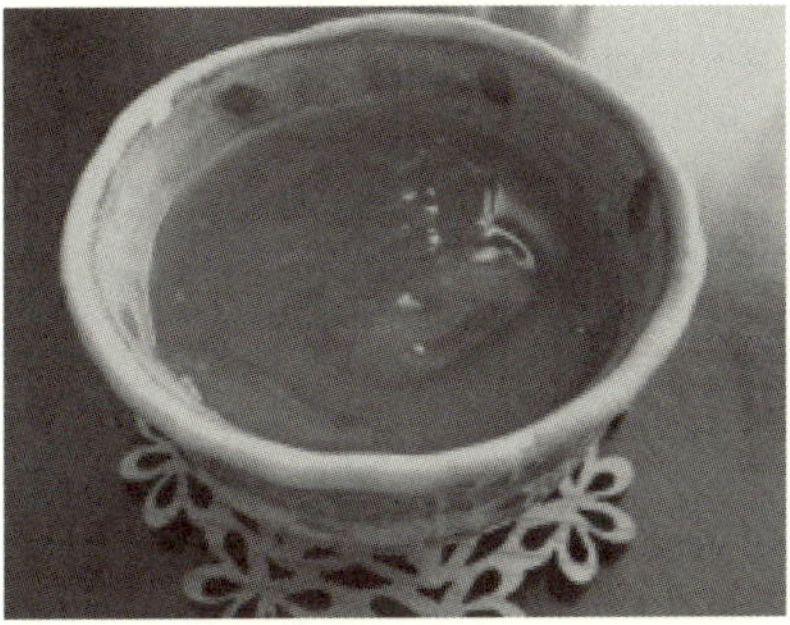

体温が下がった時や、食欲のない時は〝葛練《くずね》り〟に助けられました。
風邪をひいた時には、漢方薬の葛根湯を飲みますが、この生姜たっぷりの葛練りは、まさにナマの葛根湯！　お腹がポカポカになります。

＊ 材料 ＊

本葛粉（玉子サイズ）
生姜のしぼり汁　　黒砂糖粉

＊ レシピ ＊

- 本葛粉を同量のお水で粒を溶かします。コップ１杯のお水を加え、弱火にかけ、透明になるまで練り上げます。
- 生姜のしぼり汁と、黒砂糖粉を加えます。

ガンを寄せつけない体内環境に

ガン細胞は悪者扱いされがちですが、私たちの身体に備わっている自然治癒力は、常に身体を良くしよう、長生きさせようと頑張っているのですから、ガンも何らかの形で身体に役立つための存在理由があると考えるのが自然です。

血液中の老廃物を掃除してくれる白血球は、ガン細胞といくつかの共通点を有しています。どちらも血液内を自由に動き回ることができ、老廃物や弱った細胞を処理する働きがあります。食べ過ぎなどの結果生じた、血液内の老廃物を浄化するための最終装置がガンなのです。

「小食で血液が汚れないようにする」ドクター石原メソッドは、ガンを寄せつけない体内環境を作る最強の療法。私のような原発ガンの治癒だけでなく、すでにガン手術を無事に終えられた方の、転移再発不安を鎮める福音ともなることを信じています。

生姜・ニンジン・リンゴ

私にとっての「抗ガン剤」

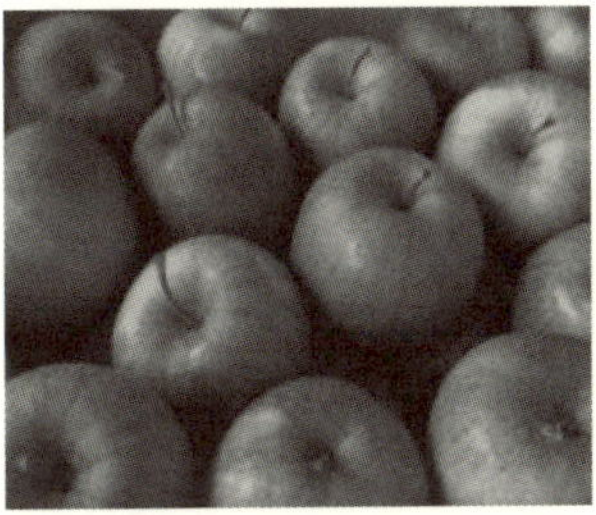

私にとっての「抗ガン剤」は、
- 生姜
- ニンジン
- リンゴ

の三つ。三種の神器！

ガン闘病中、特別なサプリメントなど、一切摂取していません。

朝ごはんを、ニンジン・リンゴジュースにしました。

生姜を、紅茶やお料理にせっせと使いました。

デトックス・排毒症状が始まり、3カ月ほどは、起き上がれず、父が部屋までジュースと紅茶を運んでくれていました。

いただきもののお菓子をつまむだけで体調を崩していました。

食べることで、消化・吸収・排泄することに、どんなにエネルギーを必要とするかを、身をもって体験しました。

ガンは「食べ過ぎ」病

動物実験では、食べたいだけ食物を与えられたネズミは、二日おきに断食させられたネズミよりも、ガンの自然発生率が五倍以上高いという結果が出ています。断食すると、体細胞の分裂する速度が遅くなり、ガン発生の危険性が減ることも、実験によって明らかになっています。

ガンは新生物（neoplasm）との異名を取っていますが、私たちが生きていくだけで必要最小限の食物を摂るだけでしたら、身体は新生物を作る余裕など無くなるはずです。まさにガンは「食べ過ぎ」病！　です。

そういえば、ガンの漢字「癌」は疒（やまいだれ）に嵒と書きます。この「嵒」という字は「巖」と同じで、「硬い」という意味だそうです。

私には「三つ」の「口」で「山ほど」食べた！　という字に見えて仕方がないのです。

レモン・蜂蜜・生姜葛練り

消化器官に負担なく、血行が促される

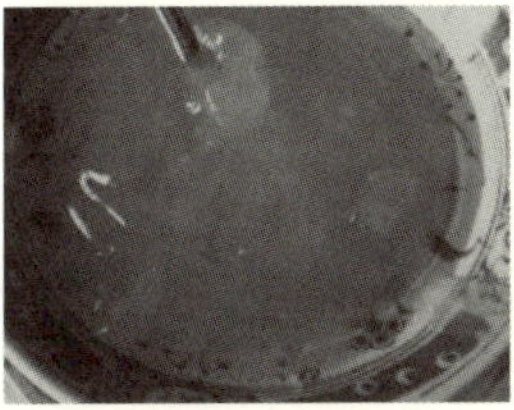

食欲がないときに食事の代りに食べていた「葛練り」は葛湯をマッタリ仕上げているだけです。
その昔、オッパイの出ないママに、滋養をつけるためにも「葛練り」を食したとか。
消化器官に負担なく、血行が促されます。

＊ 材料 ＊

本葛粉（玉子サイズ）
生姜のしぼり汁
レモンのしぼり汁
蜂蜜

＊ レシピ ＊

- 本葛粉を同量の水を加え、粒を溶かします。
- コップ一杯の水を加え、弱火にかけ、透明になるまで練り上げます。
- 生姜のしぼり汁、レモンのしぼり汁、蜂蜜は火を止めてから、加えます。

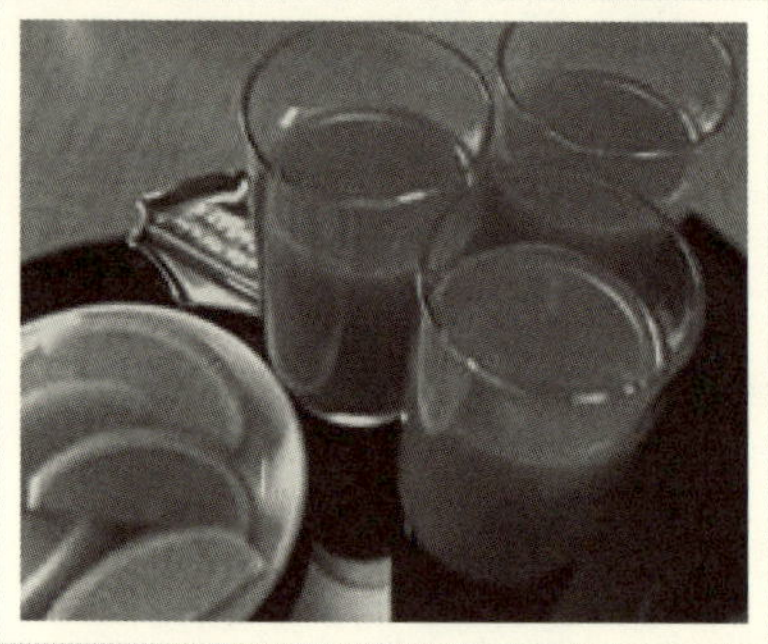

基本のニンジン・リンゴジュース
180cc × 3杯です。
レモンは、お好みで。
ジュース断食中の2、3日目に、なぜか
レモンがすごく美味しく感じます。

2

DR.石原メソッド

二人の名医

石原先生によると、ガンを含む万病の原因は「血液の汚れ」。

血液が汚れる原因をしぼりこむと、たったの二つ。「食べ過ぎ」と「冷え」。

万病の原因となる、汚れた状態の血液を「瘀血《おけつ》」と言います。

この瘀血の発生を防ぐため、私たちの身体は、二人の素晴らしい名医を抱えています。それが、「DR.食欲不振」と「DR.発熱」。

身体は血液の汚れを感知して、この二人の名医にドクターコールをかけます。

「DR.食欲不振」が、食べ物の摂りすぎにストップをかけると、栄養不足で空腹になった白血球が、バイ菌やガン細胞を食べてくれるようになります。

そして、「DR.発熱」が、老廃物や異物を一生懸命燃焼させ、血液を綺麗な状態に戻してくれるのです。

レモンたっぷり葛湯

レモン・蜂蜜を加えてあつあつで飲む

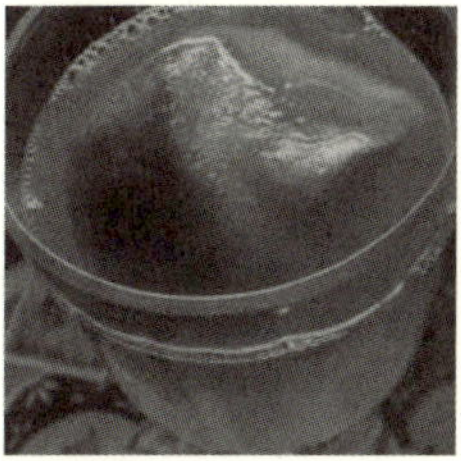

ランチの時や冬場の寒さしのぎに
よくよく飲みました。
キッチンに立つ元気のない時は、市販の〝葛湯〟に
レモンをしぼって蜂蜜を加えています。

＊ 材料 ＊

本葛粉　ティースプーン１杯
生姜のしぼり汁
レモン　半個
蜂蜜
黒砂糖粉も美味しいです

＊ レシピ ＊

- 本葛粉を同量のお水で粒を溶かします。
- コップ１杯のお水を加え、弱火にかけます。
- トロリとしたら、生姜のしぼり汁や蜂蜜を加えます。

スーパースター「白血球」

二人の名医「DR.食欲不振」と「DR.発熱」は、「白血球」が活発に働ける環境を整えます。

いつも血液の中を自由に泳ぎ回り、老廃物やバイ菌、ガン細胞など汚れを食べて綺麗にしてくれるスーパースター「白血球」。

その「白血球」の能力こそが、健康を保つために一番大事な「免疫力」なのです。

でも私たちがお腹いっぱい食べて、血中の栄養状態が良くなると、「白血球」も満腹になって、バイ菌が侵入しても、ガン細胞が発生しても、十分に食べてくれなくなるのです。

病気になったら栄養をつけなくては！　と無理にでも食べていたことが、逆に免疫力の低下につながっていたのです。

生姜紅茶

完璧に「冷え症」から脱出させてくれる生姜パワー

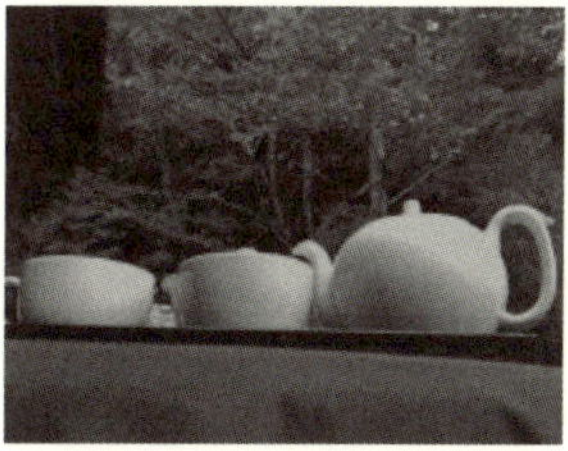

私は、毎日、玉子サイズのすりおろし生姜を食べています。1週間で1kg、ざっと、この五年間で、250kg以上の生姜を食べたことになります。体重分の生姜を一年間で食べています。触るもの全てを凍らせる勢いの冷たい手足をしていましたが、完璧に生姜の体温アップ力で「冷え症」から脱しました。

＊ 材料 ＊

紅茶
生姜のすりおろし
黒砂糖

＊ レシピ ＊

- 紅茶をいれ、量はお好みで、生姜のすりおろしと黒砂糖を加えます。
- 生姜は、皮ごと、すりおろします。

ガン治癒の鍵

冷えて体温が下がると、代謝が悪くなり、血中の糖や脂肪、老廃物などが十分に燃焼されずに溜め込まれていきます。

身体の中の冷たい個所は血流が滞り、大切な酸素や栄養素、そして「白血球」が行き届かないのです。

血液が、身体の要らないモノを運び出し、また、身体に必要な栄養を運び込みます。

血液の美しさこそが、ガン治癒の鍵を握っています。

水菓茶《すいかちゃ》（フルーツジンジャーティー）

いろいろな果物の薄切りと生姜を入れた紅茶

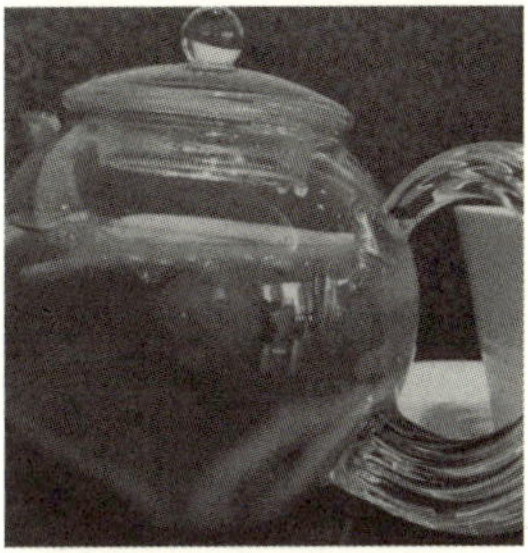

毎日毎日の生姜紅茶に変化を持たせるのに香港の水菓茶にならってみました。
水菓（フルーツ）をポットいっぱいに入れて、紅茶を作ります。
フルーツの香りと甘さで、幸せなティータイムになります。

＊ 材料 ＊

紅茶
生姜のしぼり汁
リンゴ、桃、キウイ、イチゴ、オレンジ、ブルーベリー、レモンなどを少しずつスライス。

＊ レシピ ＊

- ポットにフルーツを入れ、熱い紅茶を注ぎます。
- 生姜のしぼり汁を加えます。

自然界の動物は、病気を患うこともなく生きている

石原先生曰く、「ペットボトルを持ち歩いているゾウはいないし、一日三〇品目食べているライオンやトラもいないでしょう」

確かに、自然界の動物は餌を確保されているわけでも、栄養に気を使っているわけでもありません。蜂蜜が大好きなクマだって、血糖値を気にしたりしませんし、鬱病で悩むスズメも見かけません。

それなのに、みんな病気を患うこともなくちゃんと生きているんですよね。

動物の世界で病気になるのは、人間とペット、動物園の動物と家畜だけ。

その理由は、「ほとんど運動をせず、空腹であってもなくても一日三回の食事が出るから」と石原先生はおっしゃいます。

ジンジャー・ミルクプリン

生姜をタップリ入れて蜂蜜を加えます

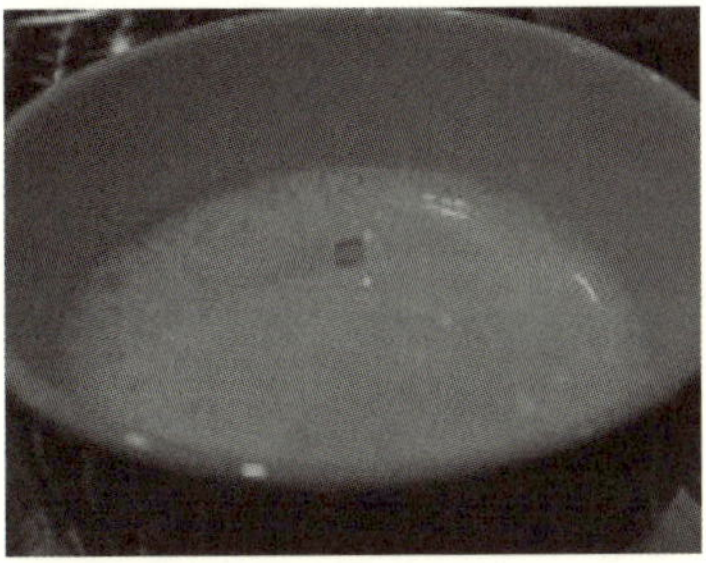

香港にある生姜プリン屋さんのレシピを真似てみました。
固めすぎない、ゆるゆるが美味しいです。

＊ 材料 ＊

牛乳（豆乳でも）
本葛粉（ティースプーン１杯）
生姜のしぼり汁（かなり多め）
蜂蜜

＊ レシピ ＊

- 本葛粉を同量のお水で粒を溶かします。
- コップ１杯の牛乳を加え、弱火にかけます。
- 温まったら、生姜のしぼり汁を加えます。煮立たないように注意します。
- 蜂蜜を加えます。

一日三食は、あきらかに食べ過ぎ

野生の動物は、一日中食べものを探して動き回っても、獲物にありつけるのはごく稀です。彼らはいつもお腹を空かせているし、また歩き回って筋肉を動かしているので体温も高く、病気をしないのです。

ライオンは、一日に一食どころか、一週間に一食。ワニに至っては、一カ月に一食です。

人間はこんなに運動もしなくて、一日に三食は、あきらかに食べ過ぎです。

人間だって、動物なのです。

もっと動かないと。運動をしないと。

動かないと、「運」も動かない。動けば「運」も動き出します。

私は、一日一食を五年続け、確実に以前より「幸運」を感じられるようになれました。

ミントジュレ

体内でリサイクルの利かないビタミンCは積極的に摂る

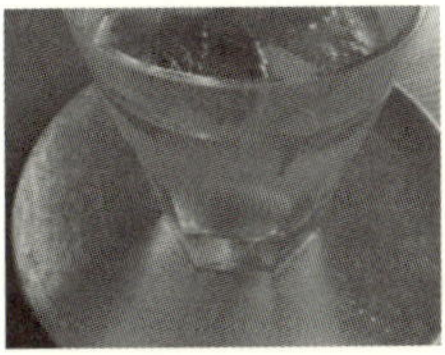
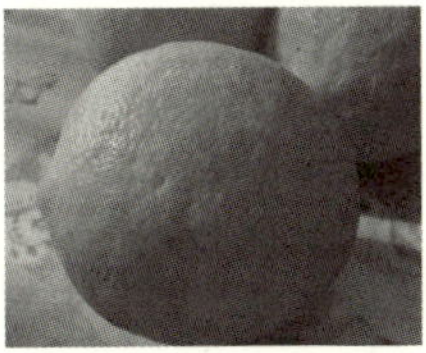

ビタミンC以外のビタミンとミネラルは、全て体内でリサイクルが利きます。なので、ビタミンCは、積極的に摂っています。
真夏の冷たい飲み物を欲する気持ちを、抑えてくれるお茶です。
パリのアラビアン・カフェで飲んだ、ミントジュレを再現しました。

＊ 材料 ＊

紅茶
生姜のすりおろし
レモンのスライス　１個分
蜂蜜
フレッシュ・ミントの葉

＊ レシピ ＊

- 熱湯で紅茶を入れ、冷まします。
- 生姜のすりおろし、レモンスライス、蜂蜜を加え、フレッシュミントを多めに浮かべます。

病気になったら、食べない

人類は、その三〇〇万年の歴史のうちの大部分を飢餓の中で暮らしてきました。ですから、空腹でも健康でいられる方法は身体が知っているのです。けれども、人間の食生活に過食の習慣が入ってきたのはごくごく最近のこと。食べ過ぎた場合、過剰に摂取した栄養素をどうやって処理すれば良いかわからず、身体が悲鳴をあげてしまうのですね。

高血糖、高脂肪症、高尿酸血症、肥満……「栄養過剰病」とも言えるこれらの病気は、まさしく食生活が豊かになった現代人ならではの病気です。

動物が体調を崩すと何も食べずにじっとしているように、人間も病気になったら本能のままに食べないで身体を温めていれば、自然に備わった力が身体を癒してくれるはずです。

ジンジャー・チャイティー

シナモンの体を温める力は生姜以上

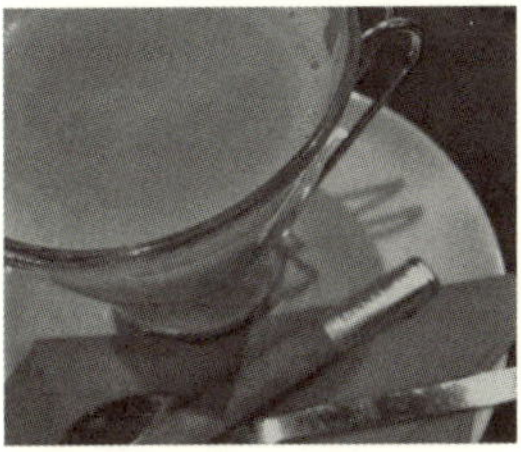

一説によると、シナモンの体を温める力は、生姜以上とか。王様が、生姜だとすると、女王様がシナモンです。
シナモンの秘めた効能を知り、ジンジャー・チャイティーが、朝の定番のお茶になりました。

＊ 材料 ＊

紅茶
生姜のすりおろし
黒砂糖
豆乳か牛乳
シナモン

＊ レシピ ＊

- ご自分のお好みで、紅茶を入れます。
- 豆乳を温め、加えます。
- 生姜のすりおろし、黒砂糖、シナモンを加えます。

計るべきは、体重でもなく、血圧でもなく、「体温」です

体温が一℃低下すると、代謝が約一二%、免疫力は三〇%以上低下します。逆に、体温を一℃上げるだけで、免疫力は一時的に五~六倍に高まるのです。

日本人の死因の断トツ一位である「ガン」に関しては、過去三〇年間で研究も治療法も目覚ましい進化を遂げ、しかも毎年三四兆円以上の医療費が費やされています。それなのに、二〇〇九年のガン死亡者数は実に三四万人。一九七五年時点の数である一三万六千人に比べると、驚異的な増え方です。

この不思議な現象の理由には、「日本人の低体温化」が挙げられると石原先生は指摘していらっしゃいます。

五〇年前の日本人の体温は大人で三六・八℃、子供で三七・〇℃が常識だったのに、現代人は三五℃台の体温が、もはや珍しくはありません。

外出先での、生姜紅茶

それぞれが、それぞれの工夫で持ち歩きます

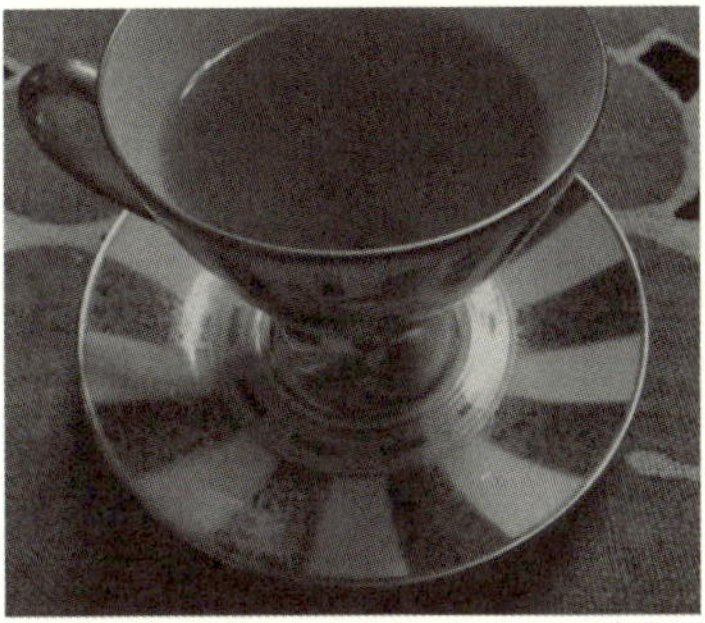

石原メソッド実践者とのティータイムは、皆、マイ生姜をバッグから取り出して、おもしろい。
パウダーの人、すりおろし生姜を小さな容器に詰めて持ち歩いていたり。
ツワモノは、生姜と生姜おろし器を持ち歩いています！

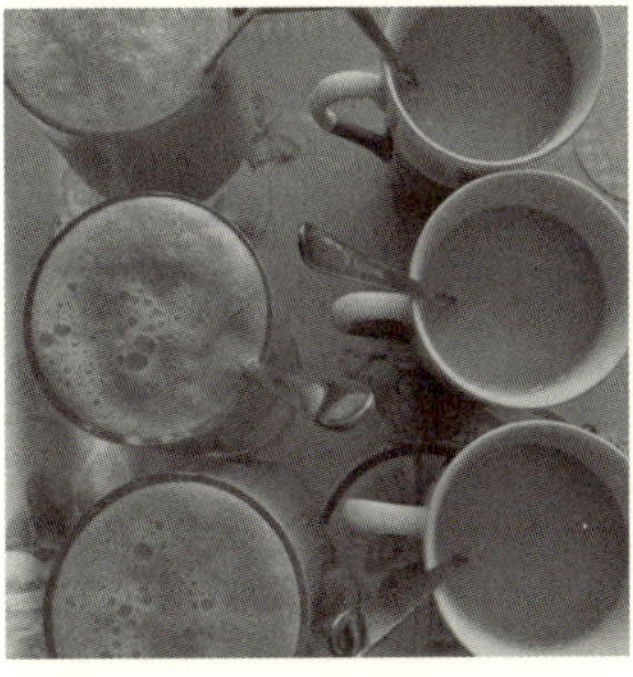

ニンジン・リンゴジュース断食

普段の生活の中でも、朝食をニンジン・リンゴジュースに替えるだけで、健康促進に目覚ましい効果が出ると石原先生はおっしゃいます。

ニンジン・リンゴジュースにはすさまじいほどの薬効があります。

このジュースに含まれるビタミン類（A、B群、Cなど）や多種類のミネラルは、血液の汚れを解毒・排泄し、また腸内の善玉菌を増やすオリゴ糖や葉酸などが、強力な整腸作用を発揮します。また、「万病のもと」と言われている体内の活性酸素を除去するβ-カロチンも、ニンジンには含まれています。

ガンを予防するのに必要なビタミンA、C、Eが豊富に摂れ、発ガン物質である活性酸素を排除し、ガン細胞をやっつけるT-リンパ球の機能を高める……私たちの身体にとって必要なものを全て兼ね備えたミラクル・ドリンクが、このニンジン・リンゴジュースだったのです。

ニンジン・リンゴジュース

すさまじいほどの薬効のあるミネラル・ドリンク

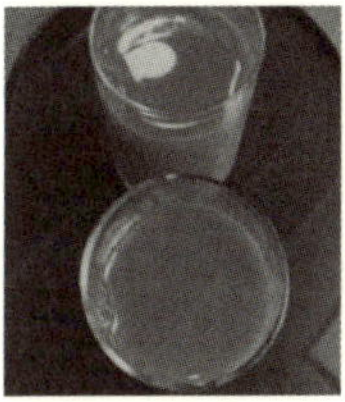

必ず、ミキサーではなくジューサーを使います。
ミキサーで仕上げるスムージーですと、ジューサーで絞ったジュースのような液体ではないため、胃と腸が働いてしまい、人為的な断食状態ではなくなってしまいます。
毎日続けるコツは、ジューサーを出しっ放しにすること。炊飯器を使わない日があっても、ジューサーを使わない日はありません。

＊ 材料 ＊

ニンジン（大）2本
リンゴ　1個
レモン　半個

＊ レシピ ＊

- リンゴの茎《くき》を除き、皮と芯も含めて、皮つきのニンジンと、ジューサーにかけます。
- レモンの絞り汁を好みで加えます。

生姜《しょうが》は百邪《ひゃくじゃ》を防御する

ニンジン・リンゴジュースの他、石原先生が積極的に摂るよう勧めていらっしゃるのが生姜。

医療用漢方薬の約七〇％に含まれ、「生姜なしには漢方は成り立たない」と言われる、まさに天然のお薬です。

中国では古くから、「生姜は百邪《ひゃくじゃ》（種々の病気）を防御する」と伝えられ、効能としては、体温の上昇、血流の改善、鎮痛作用、臓器の活性化、抑鬱《よくうつ》気分の解消、消化の促進、新陳代謝の促進、発汗・排尿効果、むくみ・水太りの改善、殺菌、コレステロール低下……。

さながら薬理的効果のデパートです。

八百屋さんで手軽に入手できる「ナマ漢方薬」です。

焼き生姜

生姜は薬理的効果のデパート

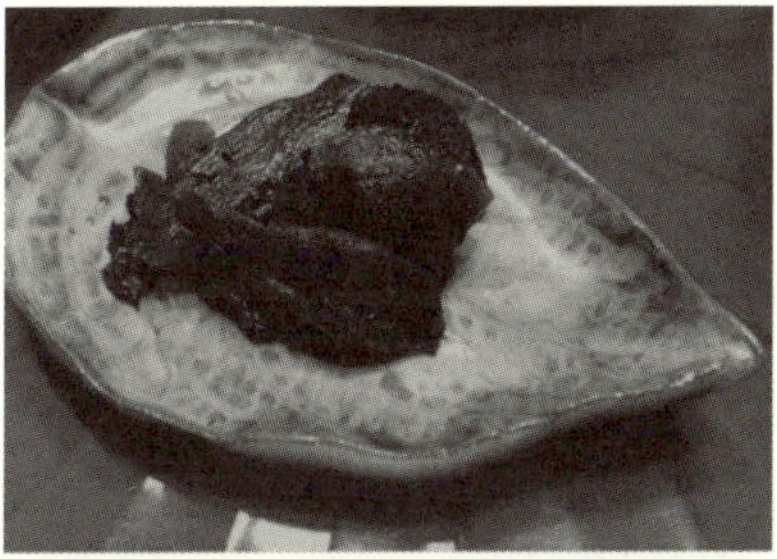

＊ 材料 ＊

生姜、玉子サイズ＆絞り汁大さじ3
お醤油
胡麻油

＊ レシピ ＊

- フライパンで、薄切りにした生姜を、胡麻油で炒めます。
- 蒸気が立たなくなりましたら、お醤油を回しかけます。
- 再び、蒸気が立たなくなりましたら、生姜の絞り汁を加えます。
- 再度、蒸気が立たなくなりましたら、でき上がりです。
- わが家の常備菜です。

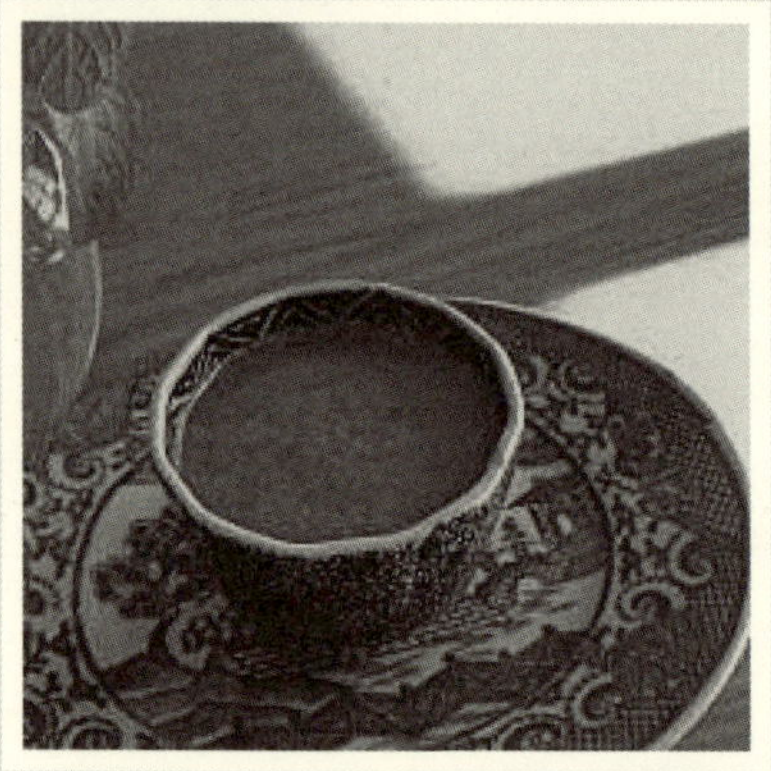

生姜紅茶はポットに入れて半日は保存ができます。それ以上置くと香りも飛び、白くにごり、不味くなります。いれたてを早目に召し上がって下さい。

3

私のガン・ストーリー

三二歳で右腎不全に

私は人生の七割に当たる三二歳まで、汗をかかない体質が自慢でした。肉体最大の排泄器官の一つである皮膚からは、正常ならば尿の一七倍の排毒が促されるはずなのに、汗腺が閉じていたのでしょうか。

余分な塩分や尿素、尿酸、乳酸などの老廃物が汗を通じて排出できず、三〇年余をかけて蓄積した排泄機能への負担が、三二歳を迎えたときに右腎不全という形で現れました。

私の体は、体液、血液に必要なミネラルバランスを保とうとして、汗で塩分を排泄することをしなかったのです。

腎臓病を患って一年間は、利尿剤を使用しないとお小水が出ない状態でした。排泄できない日々が続くと、むくみとめまいが訪れます。人工透析だけはどうしても避けたいと思い、汗を出すために必死で様々な療法を試みました。

マクロビオティックとの出合い

様々な代替治療法を試す中で、アンドリュー・ワイル博士のナチュラル・ヒーリングコースに参加しました。場所はアリゾナ州の砂漠に設置されたトレーラーハウスのキャンプ場。そこで砂漠を歩いたり、ティピーと呼ばれるインディアンのテントの中で、焼けた石を囲むサウナに入ったりして、マクロビオティック食で毎日を過ごしました。

汗を徹底的に流したのが効いたのでしょう。四〇日間のプログラムを終えるころには、むくみも取れて八キロやせ、帰国しました。

腎臓の不調は、食生活を見直すきっかけともなりました。マクロビオティックの料理をマスターするため、やはりアメリカのマサチューセッツ州に飛んで、マクロビオティックの養成学校、クシ・インスティテュートに留学し、肝臓ガンになるまでの二〇年間マクロビオティックの食事法を厳格に守っていたのです。

骨折、そして鎮痛剤・睡眠導入剤・抗鬱剤の薬漬けに

腎臓を患って以降は、食生活に運動にと、人一倍健康には気を使う生活を送っているつもりでした。ところが二〇〇七年に、思わぬアクシデントから、複雑骨折をしてしまったのです。足首三カ所の骨折と同時に腱《けん》も切れ、手術を受けること三回。リハビリを重ね、ようやく車椅子を離れて松葉杖で歩けるようになったのは、骨折してから一一カ月後のことでした。

長期間の入院を余儀なくされた私は、鎮痛剤が手放せなくなりました。関節という関節がすべて痛み、夜も眠れず睡眠導入剤を処方されましたが、今度は涙が止まらず、適応障害と診断され、抗鬱《こううつ》剤を常用する生活が始まりました。

整形外科、内科、心療内科、精神科、リハビリテーションの五科をぐるぐる受診し、最終的に退院したときには日常的に一六錠を服用する、完全な薬漬けの身体になっていました。

身体の反乱

退院後も薬を手放せない生活は続きました。もともとあまり後ろ向きの性格ではなかったのに、朝目覚めたときに幸せ感がまったく無く、身体も動かない。薬の力を借りなければ、何もできない状態でした。

二〇〇九年の二月ごろから、ものすごい虚脱感、脱力感、倦怠感、無力感が襲い、起き上がることも、座っていることもできなくなりました。

絶え間なく悪寒、吐き気とのぼせが訪れ、めまいのため下を向いて髪が洗えないほどです。体中がしびれ、手は真っ赤、爪は黄色くなり、先の方がぼろぼろと欠け落ちていきました。

顔中の毛細血管が浮いたようになり、ほっぺたはりんごの色。急にお腹を下《くだ》し始め、腎臓は砂袋を抱えているようなずっしりとした重たさ。そして、右側の肝臓が火の玉のように熱くなり始めました。

肝臓ガンで三カ月の余命宣告

年齢的に更年期障害かもしれないと周囲に言われる中、検査を受けた結果は、急性肝炎との診断でした。肝臓の炎症を表す数値が、正常ならば四〇を上回ってはいけないところが、一〇〇を優に超えていたのです。

その後も炎症数値は上がり続け、同時に腫瘍《しゅよう》マーカーも加速度的に上昇して行きました。腫瘍マーカー（ＡＦＰ、正常値は一〇ng／ml以下）の値は三月に三〇〇を超え、五月に一〇〇〇を超えました。

そして「肝炎ですよ」と診断されてからわずか四カ月後の二〇〇九年の五月、私は肝臓ガンの宣告を受けたのです。

私の肝臓にできていたのは、ゴルフボール程度の大きさの、ステージ２のガンでした。血液の腫瘍マーカーが上がり続けており、全身がガンに侵されていました。

大病院を六カ所訪ね歩き、全ての病院で同じ診断結果が出ました。

「肝臓ガンは、花が開くようにいっぺんに肝臓全体がガン細胞に侵されることがありえます。既に血液中のガンが全身に回っています。まぁ、もって三カ月から半年しか命がないということもありえます」

と、重篤性の自覚が足りないことを責められるように言われても、ガン宣告のショックから放心状態に陥るばかりでした。

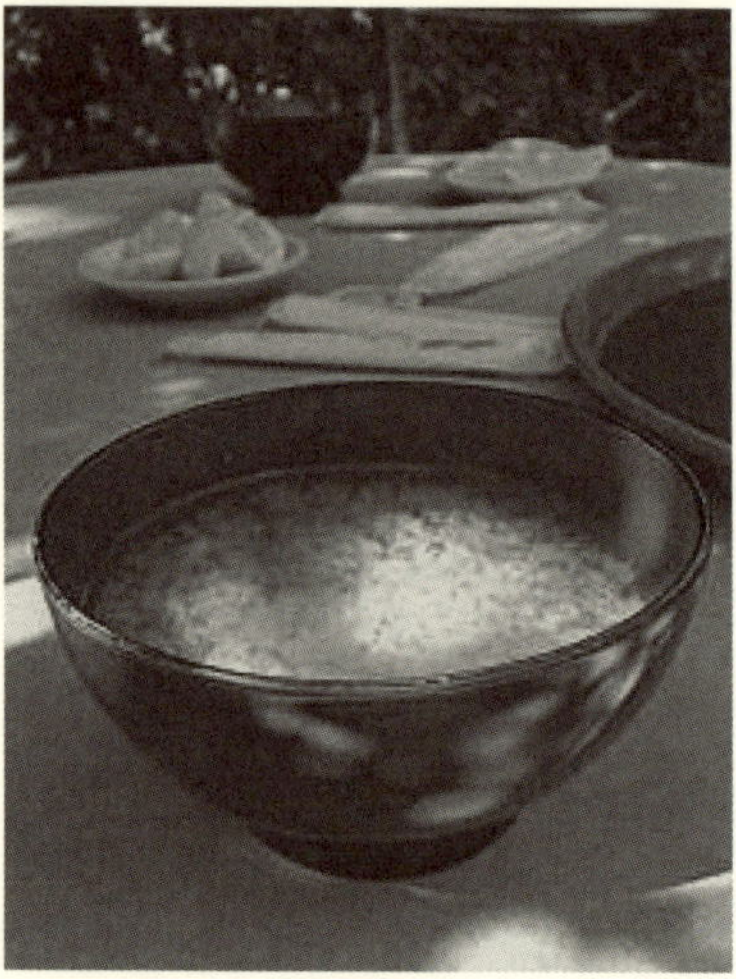

サナトリウムでいただく断食中のお味噌汁は、お大根1本や白菜丸ごと1つを具に作られ、そのあと具を取り除いて、お味噌汁だけ供されます。体じゅうにしみる美味しさです。

4

ガン完治へのアプローチ

向こうから飛び込んできた「たった一つの情報」

手術への決断を急かされてはいましたが、肝硬変になるリスクの高さにおびえ、経営していた会社をその場で放棄して休暇に入ることは無理な相談でした。このまま仕事に復帰することが叶わないかもしれない、もしかするとお正月が迎えられないかもしれないと思うと、身辺の処理をしないままでは手術に踏み切れなかったのです。

病院や治療院を訪ね歩き、ガン治療に関する山のような情報をあさり、迷いの中で選択肢ばかりが増えていきました。

どうにか、両親の住む熱海に引っ越すことができたのが、ガン宣告を受けてから二カ月後のことです。引越しの初日、身の回りを整理する中で、求めていた、たった一つの情報は、向こうから飛び込んできたのです。それが冒頭で触れた、石原先生のご著書が偶然頭に落ちてきた瞬間でした。

「まずは断薬」

石原先生にお目にかかった初日に、それまで服用していた薬のリストをお渡ししました。

「鎮痛剤？　痛いのは生きている証拠です」

「抗炎症剤？　熱は上がっていいのです」

「睡眠薬？　眠れないなら起きていればいい」

「抗ウツ剤？　憂鬱ならいくらでも落ち込んでいればいい」

「胃腸薬？　胃が悪くなってから飲みなさい」

「肝臓ガンなのに、こんなに薬を飲んでいたら、治るわけがない。

今日から一気にやめましょう」

先生にそう言い切られて、二年半続いた鎮痛剤ジャンキー生活はあっけなく終わりを告げました。

私の身体に入っていた薬は累計一万七千錠⁉

その時点で常用していたのは一日の分量にして一六錠。それを二年半続けていたのですから、身体に入っていた薬は累計一万七千錠近く！　気が遠くなるような数字です。

薬物依存とは恐ろしいもので、私は既に薬の力を借りないと日常生活が全く機能しない状態に陥っていました。抗鬱剤を服用してやっと一日の活動を始めることができる、そんな毎日でした。

けれども薬で症状を抑えることはできても、治すことはできなかったのです。私の服用していた薬は全てが身体を冷やす性質のものでした。鎮痛剤で痛み・熱を抑えて身体を冷やし、冷えから鬱の症状が現れ、抗鬱剤を飲むことで眠れなくなり、睡眠導入剤を使って更に身体が冷え、一層深い鬱状態になる……と薬のデフレスパイラルに陥っていたのです。

一日一食断食スタート

ドクター石原メソッドに巡り合い、朝・昼はニンジン・リンゴジュースと生姜紅茶、夜だけは何でも好きに食べて良いとご指導をいただきましたが、食欲がなく、基本的には玄米ごはんと貝のお味噌汁にお漬け物という、粗食の一日一食の生活を始めました。

それまでも、マクロビオティックの免状を取るために渡米し、帰国後に料理研究家として専門的に活動していたこともあって、肉、魚、乳製品は摂らないよう心がけ、玄米食、野菜中心の食生活は二〇年間続けていました。

食べる物には細心の注意を払っているつもりでしたので、ガンになったときは、やるせない思いでした。

食事から排泄に三〇時間以上

石原先生から万病の原因は「冷え」と「食べ過ぎ」と伺って、ぎくりとしました。仕事が忙しくなってからは自炊よりも外食する機会が増え、何よりも食べる量に関しては何の制限も設けていませんでした。

食事の内容に気をつけてはいても、朝食、お一〇時、昼食、お三時、夕食に夜食と、明らかに食べ過ぎだったのです。

我々現代人の運動量からすると、三回という食事の回数はすでに「食べ過ぎ」だそうです。

食事から排泄までに、身体が費やす時間はおよそ三〇時間から一二〇時間。それだけの長時間にわたり、消化・吸収器官は労働を強いられ、他の臓器には十分に血液の行きわたらない状態が続きます。血液不足の臓器は働きが弱まり、冷えて淀んだ血液には汚れが生じるのです。

生きているエネルギーを食べる

石原先生は「生命がある食物を食べましょう」とおっしゃいます。たとえば無精白の玄米や玄麦は蒔《ま》けば芽が出ることから、生きている食物と言えます。また、野菜や果物、豆類や、有精卵、海藻、新鮮なエビ・カニ・タコ・貝など、口に入る直前まで生きている魚介類も、生命力があると言えます。

生命があるということはすなわち、タンパクや脂肪、糖、ビタミン、ミネラル、酵素など、全ての栄養素や有機物質がバランス良く含まれています。

逆に生命の無い食べ物とは、動物の身体の一部である肉や、温めれば腐ってしまう無精卵、ビタミンやミネラルを含む胚芽を削り取ってしまったため、蒔いても芽の出ない白米などの精白食品が挙げられます。

生命が無いということは、栄養素などのバランスが悪いということになりますから、それを食べる私たちの体内の栄養バランスも崩してしまうのです。

身体を温める陽性食品と冷やす陰性食品

陰陽のバランスをとるという観点から、食べ物を選ぶことも重要です。漢方では、全ての現象は陰陽に分けられます。

身体を温める陽性食品とは、寒い北方・冬にできるもの、水分が少なく硬いもの、赤・橙《だいだい》・黄・黒のもの、塩分の多いもの、動物性食品などです。

逆に身体を冷やす陰性食品は、南方・夏の食べ物、水分が多く柔らかいもの、油の多いもの、青・白・緑のもの、甘いものなどです。

これらの陰性食品も、熱や塩を加えることで陽性食品に変化します。白い牛乳に熱を加えたチーズや、水気の多い生野菜に塩を加えた漬物、緑茶に熱を加えた紅茶などがその代表です。

また、陰陽どちらにも属さない間性食品として、玄米、黒パン、芋、大豆、トウモロコシなど、人類が主食にしてきたものがあります。

陽性食物と陰性食物

陽性食物（赤・黄・黒）	間性食品	陰性食物（青・白・緑）
塩（天然）	玄米	牛乳
梅干し	黒パン	豆乳
たくあん	そば	酢
塩辛	粟	植物油
メンタイコ	ひえ	マヨネーズ
味噌	きび	コショウ
醤油	大豆	カレー
チーズ	小豆	化学薬品
鶏卵	カボチャ	ビタミンC
魚介類	ゴマ	清涼飲料水
ビタミンE	リンゴ	ビール
日本酒	イチゴ	ウィスキー
焼酎のお湯割り	サツマイモ	コーヒー
おこげ（ご飯）	サトイモ	菓子類
ネギ	コンニャク	ケーキ
タマネギ		豆腐
ニラ		トマト
ニンニク		モヤシ
ショウガ		葉菜類（レタスなど）
朝鮮ニンジン		熱・温帯（南方）の果葉
根菜類		バナナ
ゴボウ		パイナップル
ニンジン		マンゴー
レンコン		カキ
ヤマイモなど		キウイ
		レモン
		スイカ
		ウリなど

その時の体温三五・一℃……三六・五℃を目指す

石原先生に診察していただいた日に、「体温を測りましたか」と聞かれました。それまで体温を測るのは熱があるときだけ、という感覚でいたので、自分の平熱がどのくらいか、全く知らずにいたのです。

その場で測定したところ、三五・一℃！　午後の一番体温の上がる時間帯、しかも一日一食のドクター石原メソッドを始めて、すでに一カ月余り経った時点でのこの体温ですから、食生活を変える前は間違いなく三五℃以下だったはずです。

調子が良くないと感じるときは、かならず体温も下がっているので、体調を管理するために体温ダイアリーをつけ始めました。目標はもっとも健康で免疫力の高い状態を維持するために必要な、三六・五℃から三七℃の間の体温になることです。

断食が体温を上げる

もとからの冷え症に加え、大量の薬物摂取で徹底的に冷え切った体は、はじめは温めることすら苦痛と感じるほどでした。温泉で温まろうとしても、湯船につかった瞬間に寒気を感じて歯がガチガチ鳴ってしまいます。お湯の中では貧血状態で、上がるとめまいでしゃがみこまずにいられません。血流の悪い状態に慣れ切ってしまったせいか、血が巡り始めると身体が処理できないのです。

身体の芯から頑固な冷えを追い出そう！　と決心してからは、季節問わず腹巻を二枚重ね、ホカロンを背中の下部、肝臓のあたりを中心に六枚貼っています。氷のようだった足には、絹のソックスとレッグウォーマーが欠かせません。

また、断食が体温を上げる効果があることも実感しました。食べ過ぎると一気に体温は下がるのです。

一日一食五年を過ぎた今、理想体温三六・五℃以上を保っています。

私のガン完治食―ごはん

日本では弥生時代から稲・お米を食べております。稲の「い」は「息または命」、「ね」は「根」で、文字通り「生命のもと」という意味です。

もうかれこれ二〇年以上、玄米ごはんを食べております。

ガン闘病中のデトックス症状が治まってからの、一日一食は「玄米ごはんのおむすびと貝のお味噌汁にお漬け物」でした。

玄米ごはんについての知識は、白米ごはんとは違って、胚芽や糠《ぬか》に栄養がたっぷり詰まっており、玄米ごはんを食べていれば、栄養失調になることはないだろう、という漠然としたものでした。

元気になってから、玄米ごはんとガンとの関係を調べてみて驚きました。

玄米ごはんは、「副作用のない天然の抗ガン剤」だったのです。それも一つではなく何種類もの抗ガン効果が期待できる役者揃いでした。

抜群の抗酸化力を持つビタミンA（ベータカロチン）とE、日本人に不足しがちなミネラルであるマグネシウムや亜鉛は代謝力を養います。それにカルシウムに鉄分。豊富な食物繊維（フィチン酸・RBF・RBAなど）。玄米に含まれる食物繊維には、整腸作用があり、腸を浄化します。腸の美しさが血液の美しさを保つ決め手となります。

蒔けば芽が出る玄米。生命エネルギーを食べている！　と感じます。

お米の選び方や炊き方など、工夫し続けております。石原先生の経営されます保養所でいただく玄米ごはんは絶品です。小豆と、はとむぎ・餅あわが入ったピンク色のごはんは、断食明けの身体が大喜びする美味しさです。

昨今、パン食やパスタ食人気に押され、ごはん離れが進んでいると聞きます。

ごはんは、私に噛む喜びと楽しさを教えてくれました。

色に輝く瑞穂の国と呼ばれた日本。少し残念です。

ガン完治基本食・玄米ごはん

一番ツラかった時期を支えてくれた玄米ごはんのおむすび

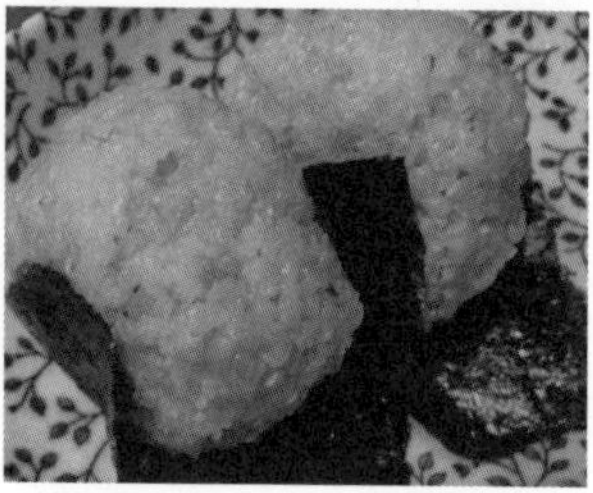

ガンに倒れ、自室で寝たきりの私に、母が握ってくれた玄米ごはんのおむすびとお味噌汁を
ほぼ毎日、父が私の部屋まで運んでくれました。
半年ほどは、ほとんど寝たきりでした。
この一番ツラかった、ガン闘病を支えてくれた私のガン完治基本食です。前日から浸水しますと発芽状態となり、消化吸収しやすくなります。

＊ 材料 ＊

玄米　お塩

＊ レシピ ＊

- 前の晩から、玄米を洗い、水に浸けておきます。
- あとは、炊飯器（玄米ごはんモード）にお任せです。
- 温かいうちに握ります。海藻、梅干しはお好みで。

白いごはんと梅干し

噛み応えがあって、味がある。本当に美味しい

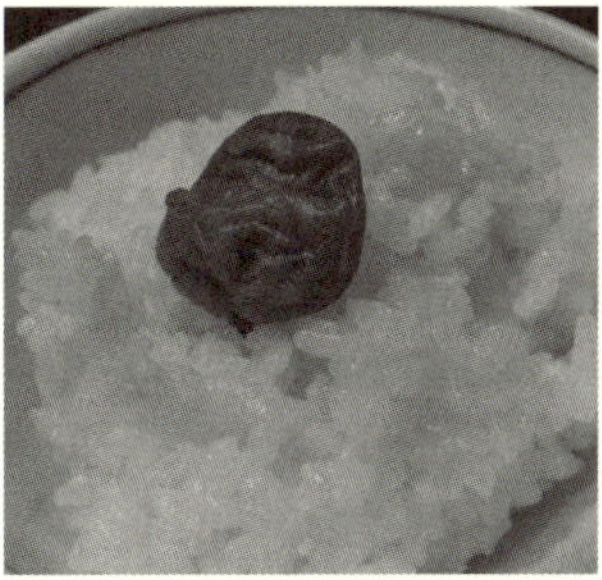

木村秋則さんと出会い、自然栽培のお米を食べて以来、白いごはんに対するイメージが変化しました。ちゃんと噛み応えがあって、味がある。本当に美味しい。ほんの少し押し麦を加えています。
美味しいごはんがあると幸せです。

＊ 材料 ＊

お米　　お好みで麦や雑穀

＊ レシピ ＊

- お米は洗う時から、ミネラルウォーターを使います。一番水が吸収してしまいます。
- あとは炊飯器にお任せです。

重 湯

たっぷりの黒ゴマ塩と一緒に

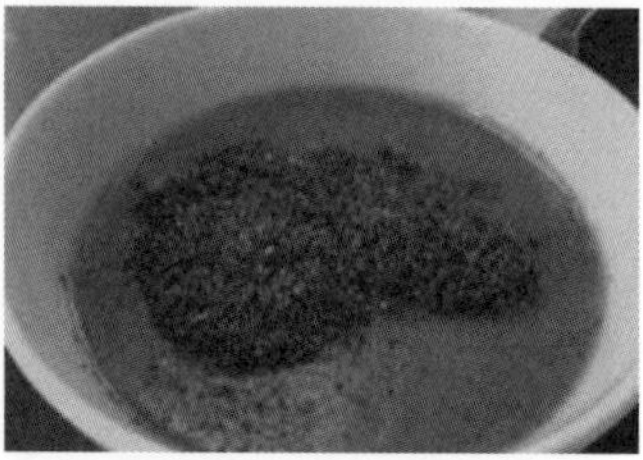

重湯を本気で作ると半日仕事です。
が、圧力鍋とフードプロセッサーを使ってしまっています。
冷めても美味しいです。
たっぷりの黒ゴマ塩と一緒に。

＊ 材料 ＊

玄米
黒米
あずき
} 材料の10倍のお水

＊ レシピ ＊

- 材料を全て圧力鍋に入れる。
- 圧がかかってから、一時間炊きます。
- 粗熱が取れたら、フードプロセッサーでクリーム状にします。

お　粥

トッピングに工夫して

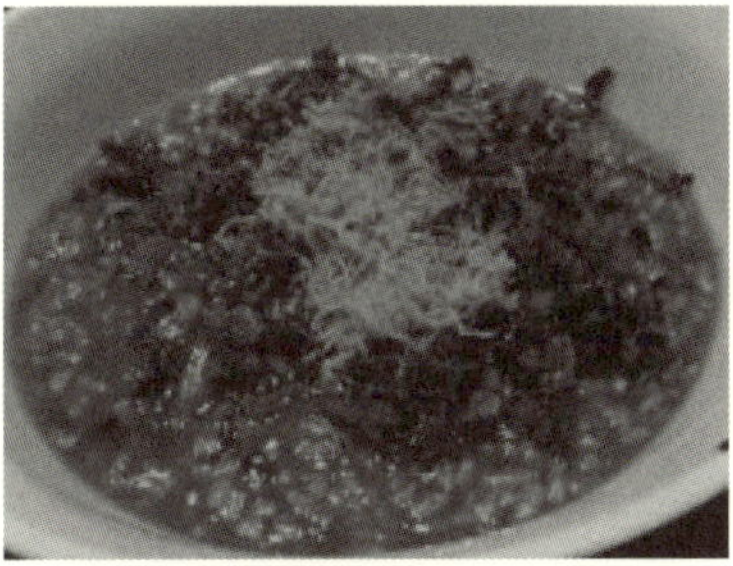

お粥さんも、土鍋で数時間をかけて、
コトコト炊くと美味しいのですが、
私は圧力鍋派です。
海草類のハバ海苔やアオサや生姜の千切り、
梅干しをトッピングにしています。

＊ 材料 ＊

玄米
黒米
あずき
} 材料の５倍のお水

＊ レシピ ＊

- 材料を全て圧力鍋に入れる。
- 圧がかかってから、一時間炊きます。

土鍋炊きごはん

美味しい！　美味しい！

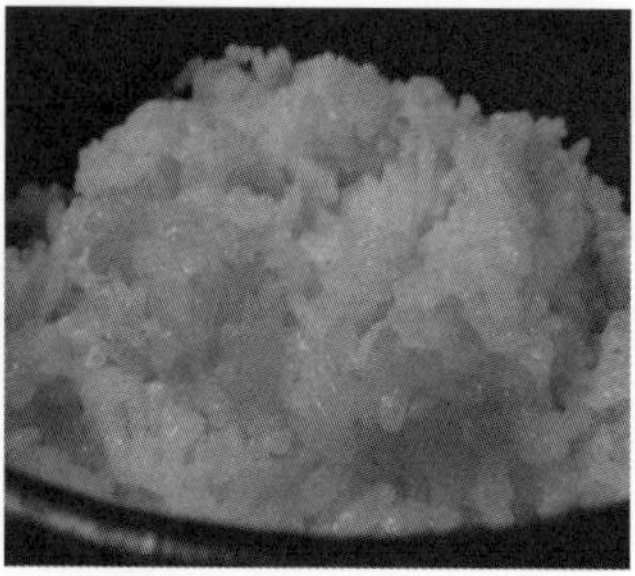

炊飯器が壊れてしまい
一時期、土鍋で炊くご飯に凝っていました。
美味しい！　美味しい！
白米でも、玄米でも、美味しく炊けます。

＊ 材料 ＊

白米→1.1倍のお水
玄米→1.5倍のお水

＊ レシピ ＊

- 白米は朝のうちに、玄米は前の晩から、洗って浸水させておきます。
- 白米は、火にかけてから沸騰したら、10分間、弱火にして炊きます。火を止めて、10分間むらします。
- 玄米は、火にかけてから沸騰したら20分間弱火にして炊きます。火を止めて、10分間むらします。

お茶漬け

お茶ではなく、お出汁と温かいごはんが最高

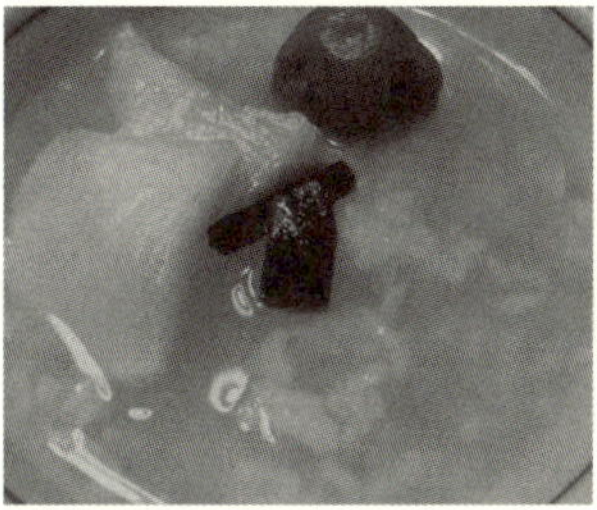

どうしても食欲のない時は、
お茶漬けです。
お茶ではなく、塩味の利いたお出汁で。
冷やごはんではなく
温かいごはんで作ります。
沢庵や梅干し、昆布のつくだ煮と。

＊ 材 料 ＊

温かいごはん。
お出汁（塩加減は強め）

＊ レ シ ピ ＊

- 温かいごはんに、お塩の利いたお出汁をかけるだけです。
- 三ツ葉のみじん切りをのせても、とっても美味しいです。

究極のおむすび

佐藤初女さんから習った丸い結び

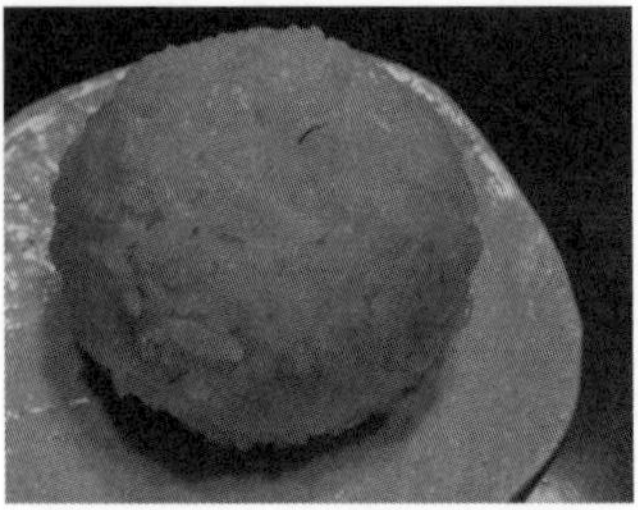

映画『地球交響曲・ガイアシンフォニー』を観て
佐藤初女さんを知り、訪ねて究極のおむすびの作り方を習いました。
以来、わが家のおむすびは丸く結んでいます。

＊ 材料 ＊

ごはん　海苔　お塩　梅干し

＊ レシピ ＊

- ごはんはお茶わんに軽く一椀ずつ取り分け、粗熱を取ります。
- 海苔は、短い辺に合わせて正方形に切り、また、その半分に切ります。
- 手水をつけ、ごはんを手に、梅干しをまん中にして、ごはんが潰れないよう、崩れないよう力を加減して結びます。
- 正方形を半分に切った海苔ではさみます。

味噌雑炊

温かい玄米ごはんに玉子を入れて

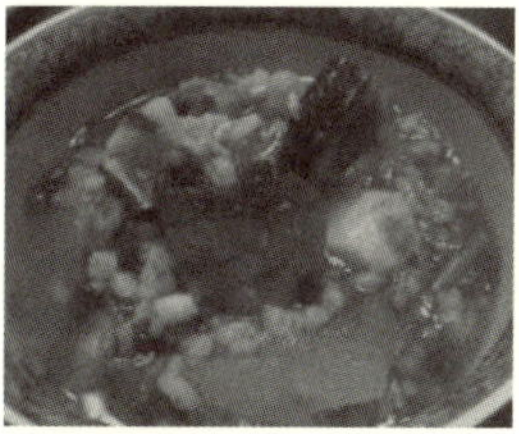

起き上がれない時に
母がせっせと、味噌雑炊を
作って、運んでくれました。
半熟玉子が必ず入っていました。

＊ 材料 ＊

玄米ごはん
お好みの野菜
（お大根、ニンジン、インゲン）
玉子　　お味噌　　生姜のすりおろし
お出汁

＊ レシピ ＊

- お出汁に野菜を入れて、軟らかくなるまで煮ます。
- 温かい玄米ごはんと、玉子を入れて、ひと煮立ちさせます。
- 最後に生姜のすりおろしを加え、お味噌を溶きます。

玄米ごはんと並んでお味噌汁にも、ガンに対してだけではない薬効があることを、『体質と食物』秋月辰一郎著の小さな本で知りました。

秋月辰一郎先生は、長崎原爆投下時、聖フランシスコ病院の院長を務めておられました。ご自身の結核を「わかめのお味噌汁と玄米食」で克服したと信じていた秋月先生は、未知なる化け物「原子爆弾」の被爆者とスタッフに「わかめの味噌汁と玄米食」を勧めました。また砂糖は避けるようにとも。

そのおかげで、爆心地より一・八㎞の病院の患者たちとスタッフで、原爆症を発症した人は一人もいなかったのです。

お味噌汁に含まれるビタミンE、大豆ペプチド、ダイゼイン、サポニン、褐色色素が、胃ガンの死亡率を抑えるという報告を一九八一年当時、国立ガンセンター研究所免疫部長平山雄博士が、日本ガン学会に出され話題になりました。

お味噌自体の抗腫瘍性、抗変異原性が抗ガン効果をもたらします。胃ガンだけでなく、肝臓ガン、乳ガン、大腸ガンなども予防する働きが認められています。二六万人もの食生活を一七年間追跡調査され、「台所でできるガン予防」にまとめられ、お味噌には発ガン抑制効果がある、と結論されています。

私はお味噌汁の具に、貝類を好んで食べていました。アサリ、ハマグリ、シジミをヘビーローテーションしていました。強肝作用のタウリン、グルタミン酸、グリコーゲン、ビタミンB_2、造血作用のビタミンB_{12}や鉄、亜鉛、カルシウムを含みます。

お味噌汁の具として貝がとても合うのは、お味噌に含まれるアミノ酸と一緒になると、さらに理想的なアミノ酸構成となり、また味噌の消化酵素が貝のタンパク質の消化を助けてくれます。

はからずして、「美味しい！」と感じていた貝のお味噌汁は、私の肝臓ガンにとっての何よりの抗ガン剤であり、飲む点滴でした。

体の欲する信号に素直であって、良かったです。

お出汁

基本の味噌汁を美味にするため丁寧に

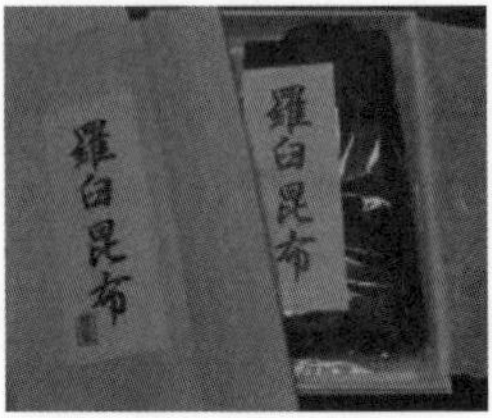

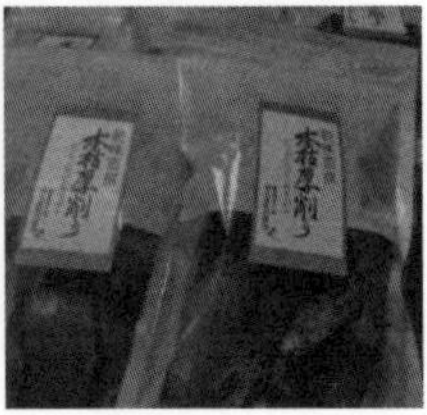

毎日毎日、飽きもせず
貝のお味噌汁を飲んでいました。
美味しいお味噌汁のために〝一椀入魂〟
丁寧にお出汁を作っています。

＊ 材料 ＊

本枯厚削りの鰹節を、1袋(110グラム)
羅臼昆布を、30センチ(巾が細いと50センチ)
4リットルのお水

＊ レシピ ＊

- 材料を2昼夜、水に浸します。
- 弱火にかけて、良い香りが立ち、お鍋のお湯がフツフツしてきたら、火を止め、冷まします。
- 鰹節と昆布を取り出して、冷蔵庫で保存可能。1週間くらいで使い切って下さい。

アサリのお味噌汁

強肝作用のある酵素タウリンが豊富な貝類

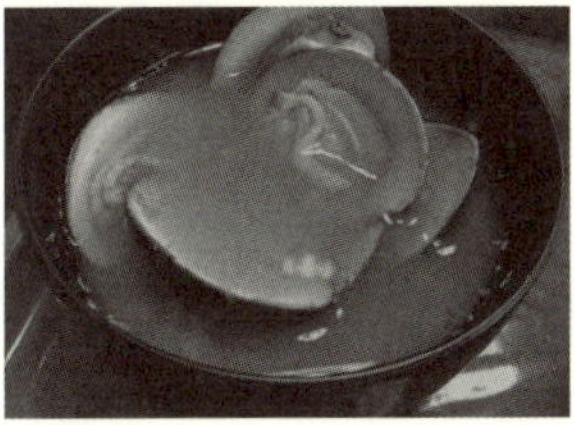

たぶん、ガン闘病中に、一生分の貝のお味噌汁を飲んだと思います。
肝臓ガンであったためか、やたら貝のお味噌汁が美味しい。タウリンという強肝作用のある酵素を体が欲していたのでしょうか？
肝臓ガンの方だけでなく、他の部位のガンでも肝機能は低下していると思います。
肝機能が正常でしたらガンにはなりませんから。

＊ 材料 ＊

アサリ１人前150g
お味噌　　生姜のしぼり汁　　お塩

＊ レシピ ＊

- アサリを海水濃度の塩水で砂抜きをします。
- ひたひたのお水で水から火にかけます。煮立たてず、貝が開いたら薄めにお味噌を溶きます。
- 最後に生姜のしぼり汁。

シジミ汁

生姜のすりおろしをたっぷり加えて

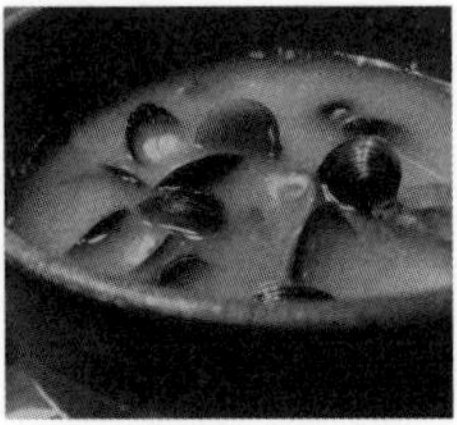

シジミのお碗は、赤味噌で作るもの、と決めてかかっていましたが、普通の若いお味噌でもとっても美味しい。
マクロビオティック生活では、お味噌は三年物以上を食していましたが、お豆の香りのするフレッシュなお味噌もまた美味しいものです。

＊ 材料 ＊

シジミ　200g
お味噌　　生姜のすりおろし

＊ レシピ ＊

- シジミは、ミネラル水でよく砂出しをします。
- ひたひたのお水から弱火にかけ、貝が開いたら、お味噌を溶いて、生姜のすりおろしをたっぷり加えます。

日本の伝統的な味噌汁

ワカメ、豆腐、大根、揚げ、納豆

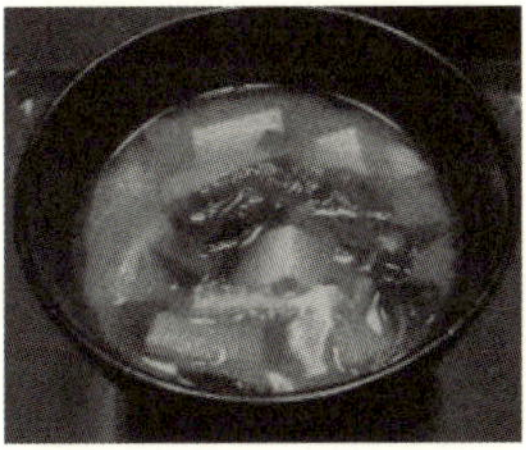

ひいきのお魚屋さんの、お休みの日は、
ワカメ・お豆腐・お大根・お揚げ、納豆などの、
日本の伝統的なお味噌汁を作ります。
実だくさんのお味噌汁があればおかずがいらないです。

＊ 材料 ＊

お好みで
ワカメ・お豆腐・大根・お揚げ・納豆
お出汁
お味噌
生姜のしぼり汁

＊ レシピ ＊

- お出汁を温め、材料を煮ます。
- 煮立つ前に、お味噌を溶き、生姜のしぼり汁を加えます。

アサリのすまし汁

香菜・コリアンダーを青味に使うと貝の毒出しになるとのこと

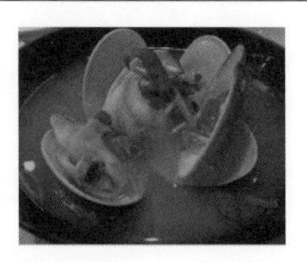

貝の持つ水銀などの毒出しのために香菜（コリアンダー）を青味に使うと良いとアドバイスをいただき、熱海では入手が難しいので庭で母に育ててもらっています。
香菜のない時は、三ツ葉を使っています。

＊ 材料 ＊

アサリ（一人前150g）
お塩
香菜（コリアンダー）または三ツ葉

＊ レシピ ＊

- アサリは海水の濃度の塩水で塩出しをします。
- ひたひたのお水で弱火にかけ、貝が開いたら、お塩で味を調えます。
- 香菜を浮かべます。

海草のお味噌汁

ワカメ、アオサ、ハバノリ、フノリ、岩ノリなど

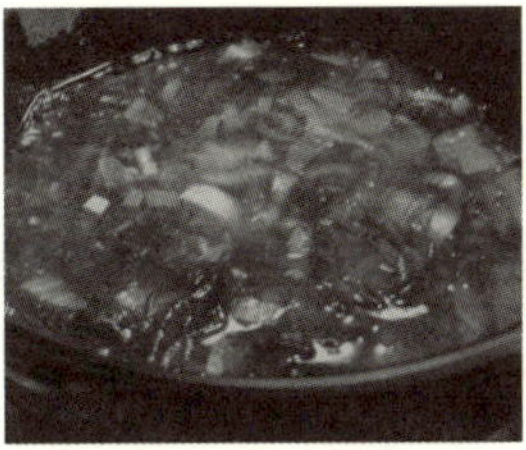

熱海に引っ越して来るまで海草と言えばワカメ、コンブ、ヒジキ、モズクぐらいしか知りませんでした。
まぁ、熱海で入手できる海草の多いこと。
アオサ、ハバノリ、フノリ、ナマ岩ノリ……どれもお味噌汁でいただくととっても美味しいです。

＊ 材料 ＊

海草　好みの海草を水に戻したり塩抜きをします。
お味噌　　生姜のすりおろし

＊ レシピ ＊

- 水から海草を加え、弱火にかけます。
- 海草がトロリとしたらお味噌を溶いて生姜のすりおろしを加えます。

ゴマけんちん汁

最後に練りゴマを加えて

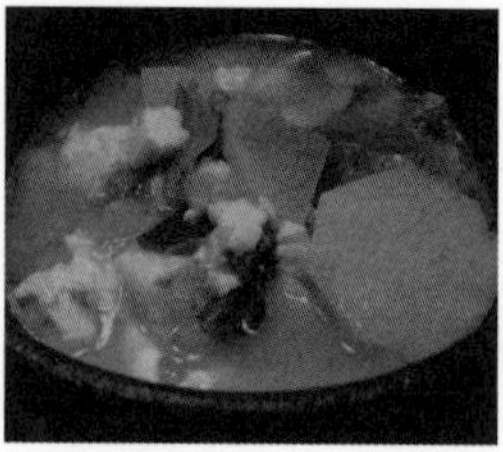

具だくさんのけんちん汁の仕上げに、練りゴマを加えるだけで香りと美味しさが増します。
お豆腐と練りごまは火のおろし際に加えます。

＊ 材料 ＊

お出汁　ニンジン
大根・葉っぱも　ゴボウ
コンニャク（一度ゆでておく）
里芋　絹豆腐　お味噌
生姜のすりおろし　練りごま（白）

＊ レシピ ＊

- お出汁を温め、お豆腐以外の実の材料を加え、ひと煮立ちします。
- お味噌を溶き、生姜のすりおろしを加え、お豆腐を崩しながら加えます。
- 最後に練りゴマをお出汁で溶きながら加えます。

ハマグリのすまし汁と菜の花

ぜいたくな春の味

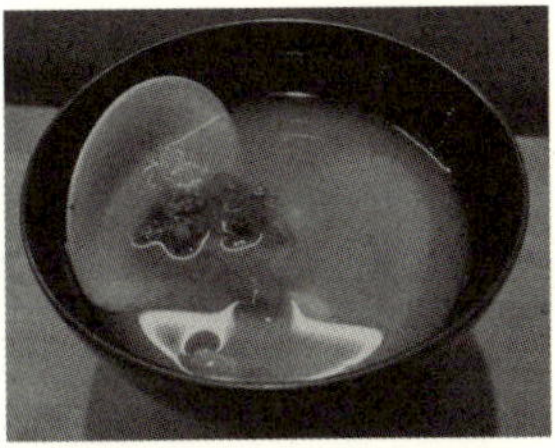

熱海・美旨寿司で、習った春の一椀です。
菜の花の先っぽを、この一椀のためにゆでたくなるくらい美味しくて美しい一椀です。

＊ 材料 ＊

ハマグリ　大粒　1人3個
菜の花の先　1本
お塩

＊ レシピ ＊

- 菜の花をゆでておきます。
- 海水の濃度の塩水に砂出しをしたハマグリを、水から弱火にかけます。貝が開いたら、貝の香りが立つまで、弱火にかけ続けます。
- お椀には一つの貝だけを盛り、菜の花を添えます。
- ハマグリ3個中2個はお出汁のためだなんてぜいたくですね！

アサリのすまし煮

筍や百合根、里芋を煮て加える

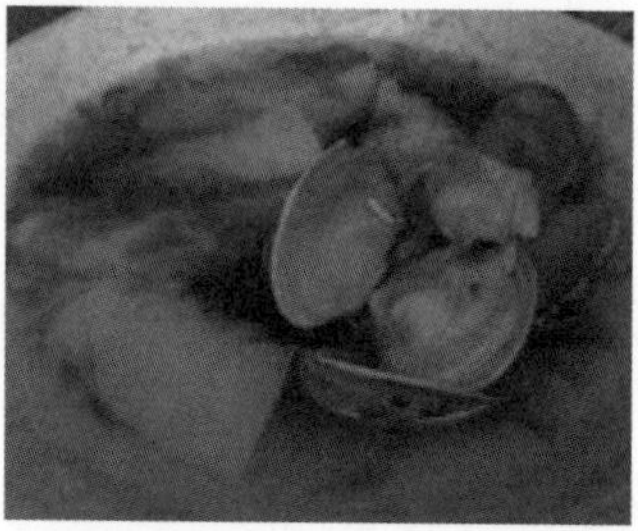

アサリベースのおすましに筍《たけのこ》や百合根、里芋を煮ると、とっても美味しい!!

＊ 材料 ＊

アサリ（一1人前100g）
筍か百合根か里芋（筍は下ゆでが必要）
ナマ海苔
お出汁＋お塩
生姜のしぼり汁

＊ レシピ ＊

- 温めたお出汁に筍を入れて、軟らかく煮ておきます。
- アサリを入れ、弱火にかけます。
- アサリが開いたら、ナマ海苔と生姜のしぼり汁を加えます。

5

排毒のオンパレード

石原メソッドのスタート

初めて石原先生のご著書を読んで、「この先生にお会いしなくては！」と強く願い、やっとの思いでご縁をたぐり寄せた末に、先生が経営される保養所での、一一日間のニンジンジュース断食の予約を入れることができました。

保養所に入所するまでの一カ月余りは、朝はニンジン・リンゴジュース、昼もジュース、夜は普通食という石原先生の勧められる食生活に変え、真夏日でも長袖にレッグウォーマー、腹巻にホカロンを貼って過ごしていました。

ドクター石原メソッドを始めて二週間目。体中のありとあらゆるところに、すさまじい排毒の効果が現れ始めたのです。人生で味わったことの無い痛みや症状に、七転八倒したり、恐怖を覚えたり、自分の身体が自分のものだと信じられないような感覚を味わい尽くしました。

食べないと排泄が促進される

　毎朝ニンジン二本にリンゴ一個をジューサーにかけたものに、レモンの搾り汁を加えるだけ。忙しくて時間の無い朝は市販の野菜ジュースを飲んだりもして、すっかり朝食を食べない生活が習慣になっています。

「吸収は排泄を阻害し、食べないと排泄が促進される」というのは人間の生理の鉄則だそうです。朝ごはんをしっかり食べるのをやめただけで、代謝が良くなったことが実感できるのです。

　一日のうち、昼間は消化タイム、夜・睡眠中は吸収するための時間、そして朝は排泄するときです。もともと朝は息が臭ったり、目ヤニがたまったり、老廃物や余剰物が活発に排出される時間。その午前中を液体での糖分吸収だけにすることで、排泄機能が高まるのです。

　ニンジン・リンゴジュース断食をスタートして、私の体は、いろいろなものを排泄し始めました。

「吸収は排泄を阻害する」

この言葉は石原先生の「食べない健康法」の根幹となっています。

食べることをやめると、私たちの体は、排泄・排毒を始めるのです。

聞いてはいましたが、ガン患者である腐り始めた私の体からの排毒は、すさまじいものでした。

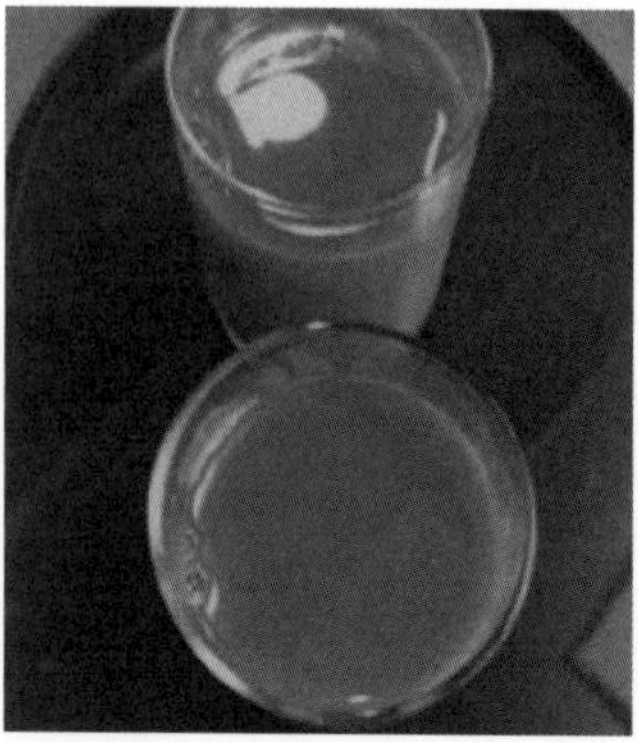
ニンジン・リンゴジュース

「瞑眩《めんげん》出でざれば病癒《やまいい》えず」

自然治癒力によって健康を取り戻す過程で、身体に現れる様々な病的な症状を、漢方では「瞑眩（めんげん）」と言い、この瞑眩が出なければ病が癒えないとしています。好転反応だとは知りながらも、後から後から襲う苦痛には、想像を絶するものがありました。

すべての病気の症状は、血液の浄化作用の現れです。発熱も、下すも、吐くも、湿疹も……です。

いつもにこやかに「大丈夫ですよ」と力づけて下さる石原先生の存在無しには、決して耐えることのできなかった症状の数々。それは、ぎりぎりのところまで追いつめられていた私の生命力が、何とかして身体を生きさせよう、治癒しようとする、必死の攻防戦だったのです。

猛烈な吐き気と下痢・高熱

はじめに現れた症状は、吐き気でした。食欲が全く失くなり、一日一食の食事すら満足に摂れない日々。そんなとき、夜中に突然部屋中が揺れだしたのです。かつて経験したことのないめまいに平衡感覚を失い、部屋が動いていると勘違いしていました。

頭は割れそうに痛み、悪寒《おかん》にがくがく震えて歯の根が合わず、猛烈な吐き気と下痢に襲われました。体温を測ると三九℃。肝臓は腫れあがり、炎でできているかのようでした。石原先生にご連絡すると、

「その調子です。細菌の力を借りて発熱しているだけで、その熱で死ぬことは無いですから、心配ありません。体中を殺菌して大手術をしているのと同じことですよ。良かったですね」と、明るく軽やかなお返事をいただきました。

解熱剤は一切使わず、ぶどう糖と食塩水の点滴のみ受けました。

天国への階段

熱は遂に自分史上最高の四一℃を記録し、体中がぎしぎしと痛みました。そのうち意識が朦朧《もうろう》として、身体が宙に浮かんでいるような感覚が訪れます。

柔らかい光の中をふわふわ浮遊していると、真珠色に輝く光の螺旋《らせん》階段が見えました。なんと美しい、と感動してその階段を登ろうとすると、別の自分が「登ってはだめ」と引きとめました。その瞬間、意識はベッドの上に帰り、再び身体の痛みが戻ってきました。

四〇℃を超える熱はその後も二度体験していますが、その度に同じ階段が現れ、登ろうとする意識に引きとめようとする意識が勝って目が覚める、ということを繰り返しています。

今となっては、あれは魂が肉体を離れて生死の狭間をさまよい、天国への階段を登ろうとしていたのだと思えてならないのです。

一日一〇時間のトイレ暮らし

排毒の症状が現れ始めてからは、四六時中トイレに行きたい衝動に駆られていました。お腹全体が腫れて常に違和感があり、ひとたびトイレに入ると出られない状態でした。

一日のうち、トイレで過ごす時間は最長記録で一〇時間。身体は、便の意識を覆《くつがえ》す、ありとあらゆるものを排泄していました。一体、体内のどこからやってきたのでしょう。真黒な正露丸大の脂《あぶら》が出てきたときには臭気ガスのような臭いが目にしみて、換気扇ではとても太刀打ちできず、トイレのドアは開けっ放しでした。

タール便と呼ばれる脂の粒は段々小さくなり、もはや臭いが感知できない状態にまで鼻が麻痺したころ、トイレで蚊が二匹死んでいるのを発見し、異臭と感じたのはやはり猛毒だったのだと納得がいきました。

もはや「何でも来い！」の心境

排毒反応は消化器官からだけでなく、婦人科系からも現れました。骨折で総合病院に入院していた際、産科以外の三〇科全てを回って精密検査を受けましたが、婦人科では筋腫《きんしゅ》一つないと褒められています。その自信を持っていた婦人科系から、血液の膜に包まれた筋子のような粒が排泄されました。自分の身体から想像したこともないものが出てくるのが日常茶飯事となり、もはや「何でも来い！」の心境になっていました。

さらに茶系からオレンジ色に変化していった水便の色が、黄色になったと石原先生にご報告すると、「今日から歩きましょう！」との明るいアドバイスに変わりました。黄色は血中脂肪が排泄を始めた合図だそうです。

コレステロールの塊が、脳や心臓に飛んで、脳梗塞や心筋梗塞を引き起こす心配のないサインです。

誰の臭い？　私の体臭

排毒は体中の毛穴という毛穴に及び、皮膚からの脂の排泄という形で現れました。

お風呂に入ると、お湯の表面に虹色の油膜が浮かびました。オイルマッサージ直後のように全身がベトベトで、髪はポマードでセットしたかのよう。自然派シャンプーでは一本使い切っても自家製ポマードに歯が立たず、合成界面活性剤のヘアケア製品でようやく泡が立ちました。そんなに苦労して髪を洗っても、二時間で元通りのギトギトした状態に戻ってしまいます。

頭皮の脂は、強陰性毒の排除の現れと言います。それが確かならば、体内に蓄積された白砂糖か抗生物質が、ようやく排出され始めたのでしょう。そう自分に言い聞かせながら、一日五回のシャンプーをしていました。

体中から漂う甘酸っぱい臭いには、蚊も寄り付かなくなりました。

脂汗《あぶらあせ》・目ヤニ

皮膚から脂の排出が始まると、汗とお小水が出なくなりました。手のひらからの脂汗で、携帯電話から歯ブラシから食器に至るまで、全て落としてしまいます。手足には赤い蕁麻疹《じんましん》のような湿疹《しっしん》が現れ、黄色い脂が浮きました。

ある朝、目が開かない！　と思ったら、ジャリジャリした目ヤニで瞼《まぶた》が塞《ふさ》がっていました。ぬるま湯で目ヤニを落としてようやく目が開けられるようになったものの、眼医者さんの膏薬《こうやく》のようにねっとりした脂が出てきます。もとは青白かった白目が充血し、瞼全体が腫れぼったい状態でした。

目ヤニが出始めてからは、逆さまつ毛のようなごろごろした違和感を目に覚えていましたが、気がつけば目頭から目尻までびっしりと新しいまつ毛が生え出していました。以前にまつ毛のパーマ・エクステンションで失った毛が、目からの排毒過程で生まれ変わって出てきたのです。

「まだまだ」

後から後から、排毒の作用は止まることを知りませんでした。しばらく鼻の下に硬いしこりを覚えていたのが、位置が下がって歯茎《はぐき》の腫《は》れとなって現れました。一日に何度も塩で歯を磨くと、悪臭と共に血液の混じったセメダイン状の液体が出てきます。舌についた苔《こけ》は濃いチョコレート色でした。

子供のころから頻繁に左の耳下腺を腫らしていましたが、このときも首の左側だけリンパ腺が腫れる症状が現れました。そんな中、朝起きて左耳が塞《ふさ》がっていることに気付きました。

掻き出してみると、中身は外が固形・中が液状の黄色い脂。耳ダレと言って、赤ちゃんがよく出すものだと教わりました。

黄色の鼻水は、白血球の死骸

活発な排泄作用は全身の皮膚、目、口、耳……と進行し、最後に現れたのは鼻でした。一連の症状が治まりつつあったころ、歯の治療に通い、左右の嚙み合わせのバランスを整えたら、急にカスタードクリームのような鼻水が流れ出して止まらなくなったのです。

黄色の鼻水は白血球の死骸と聞きますが、脳みそが溶けて流れたかと思うような量でした。鼻水は三日三晩流れ続けてようやく治まり、同時に左の耳下腺の凝《こ》りと肩凝りもすっきり取れてしまいました。

この耳と鼻からの排毒が治まって以来、子供のころから、疲れるとすぐに耳下腺を腫らしていたのが、全くなくなりました。

薬物依存生活にピリオド。奥歯も欠ける全身痛

石原先生に初めてお会いした日、それまで二年半にわたり、大量に常用していた鎮痛剤や精神安定剤を「一気にやめましょう」とのご指示を受け、きっぱりと薬物依存生活にピリオドを打ちました。

自分の選択に迷いはありませんでしたが、薬で麻痺していた神経が甦《よみがえ》る過程で、言語を絶する痛みとの闘いが始まったのです。

全身くまなく、痛みを感じない箇所は無い状態で、歯は全て虫歯になったよう。手の指先一本一本には見えない針が刺さり、脳天から足の親指まで、バーベキューのごとく串刺しにされる感覚が貫きました。

睡眠中には歯を食いしばるあまり、奥歯のセラミックが三カ所も割れ、他の歯は根に押し込まれた状態になってしまいました。

痛みもデトックス症状

痛みの部位は、はじめ顔の左側と上あご、次の日には顔の右側と下あごという具合にどんどん移り変わり、毎日が新たな激痛との出会いでした。人生初の舌の痛みにはすっかり食欲が失せ、何の味も分からない味覚障害になりました。

石原先生の、「薬で絶たれていた神経伝達が通常機能に戻る過程ですから、心配ありません」との励ましにだけ安心を覚え、耐えることのみの日々でした。

二年前に骨折して手術した左足首も、すっかり消え去ったと信じていた痛みが、このときに再燃しました。

気がつくと、SMの女王よろしく体中が痣《あざ》だらけになっていました。ほんの少し触れただけでも内出血になる有様です。

「毛細血管で滞っていた瘀血《おけつ》が流れ出している証拠です」

と伺い、全身の血の巡りの悪さを改めて思い知りました。

視界から色彩が消え、モノクロの世界に

鎮痛剤の服用をやめて三週間目、信じられないことに、視界から色彩が消えてしまいました。朝起きて目の辺りがちかちかするような感覚を覚え、ぬるま湯で洗ったら、世界がモノクロに見えていたのです。

目の周りを温めると良いと聞き、眼球の上からこめかみまで温湿布を当てていました。目の水晶体はほとんど水分だそうですが、その水が濁っているような感覚です。涙も後から後から溢れました。

視力の回復は睡眠中に行われたようです。朝目覚めるごとに、少しずつ色彩が戻ってきました。はじめはモノクロに少し黄色がさしたセピア色の世界だったのが、オレンジ色が見えるようになり、赤が戻りました。その次に緑が認識できるようになりましたが、まだ晴れた空がグレーに映る状態。そして五日目で真っ青な熱海の空と海が広がり、ようやくカラーの世界に帰ってきたのです。

電子振動音が聞こえる

耳ダレが排泄されてからは、複雑な和音が聴き分けられるなど明らかに耳が良くなっていました。けれども本格的に聴覚に影響が出たのは、薬で麻痺していた神経が一斉に働き始めてからです。

はじめは耳鳴りがしているのだと思っていました。常にモーターが回っているような音が聞こえるのです。それが、パソコンの電源などスイッチを入れると聞こえると気づき、初めて電子振動音を拾っているのだと気付きました。

神経の戻る過程で聴覚が犬のように過敏になり、極端に振動数の高いノイズが聞こえるようになったのです。耳の検査を受け、やはり何の異常も発見されませんでした。耳鼻科の先生からは、「聞こえないという人の治療はしたことがあるが、聞こえすぎるという人の治療はしたことがない」とさじを投げられましたが、この症状も数日が経って自然に治まりました。

「海」という漢字は、「人」にとって「母」なる「水」の意味が込められた構成。

そして海のエキスの「塩」という漢字は、「土」は、「人」の「口」に入って「血（皿）」となる、の構成です。

マクロビオティックの第一人者である、久司道夫先生から、「海水は、地球の創世記からの何十億年の土のエッセンスである」と習いました。

山に雨が降り、木々の落ち葉が土となり、雨が土のエッセンスを含んで川に流れ、その川の水が濃縮されたものが海の水なのです。

「海」は「産み」につながり、生命を生みだした源。その海の水から作られた自然海塩は、「スーパー・サプリメント」です。体液・血液の浸透圧（ナトリウム、カリウム、塩素などミネラルのバランス）は海水の浸透圧とリンクしているため、海の水から作ったお塩には、他のサプリメントがいらなくなるほどの効果があるとのことです。

その一方で、単なる塩化ナトリウムである精製塩は薬物として身体に反応することから、精製塩が普及しているアメリカでは血液疾患の方が多いとも教わりました。

実際、自然海塩を積極的に摂り始めると、汗もお小水も量が増え、腎臓への負担が軽減されたようでした。

良質のお塩を用意されましたら、ご自身の舌で体が欲しているか、否か、をお確め下さい。

体が欲している場合は、お塩が甘酸っぱく、美味しく感じますが、必要ではない場合は、苦く感じます。

お醤油もお味噌も同じように、お豆に含まれるアミノ酸二〇種類を含んでいます。お味噌とお醤油は、抗酸化作用の延長線上に、抗腫瘍作用と抗変異原性が抗ガン効果をもたらします。

お醤油は、三〇〇種類もの香気成分を含んでおり、その中でもフラノン化合物が本醸造醤油の香りの主成分です。

このフラノン化合物が胃ガンの発生率を三〇%に抑えるという研究データがあります。香りがガンを制する！

腎機能不全を二〇年間抱え、石原結實先生と出会うまで、ずっと減塩醤油を使っていました。良質のお醤油に変えた時、お醤油の香りにうっとりしました。ジュッとお醤油が焼けた時の香ばしいこと。

主治医の石原先生は、毎晩イカのお刺身にジャブジャブお醤油をかけて召し上がっておられます。私も毎日ふんだんにお醤油を使って食べています。


お味噌汁と玄米の持つ力の素晴らしいお話を聞きました。

時は、第二次世界大戦後、場所は広島でのことです。

当時九歳で広島原爆を体験した女の子のお話です。

爆風で屋根まで吹き飛ばされ、足の裏までの全身ケロイド火傷です。

お嫁に行くことを諦め、広島大学で放射能の研究者として成長されます。

同僚の研究者から秋月辰一郎先生の研究レポートを教えられ、お味噌汁と玄米食の生活を始めます。

するとどうでしょう！　ケロイドの皮膚がボロボロと落ち、新しい皮膚が生まれてきたのです。

さきの同僚の方とご結婚され、七人もの子供に恵まれたのです。美しい物語です。

「お味噌汁と玄米」のパワーに、惚れぼれします。

マグマ塩

地球のマグマのエネルギー、塩かけごはんに

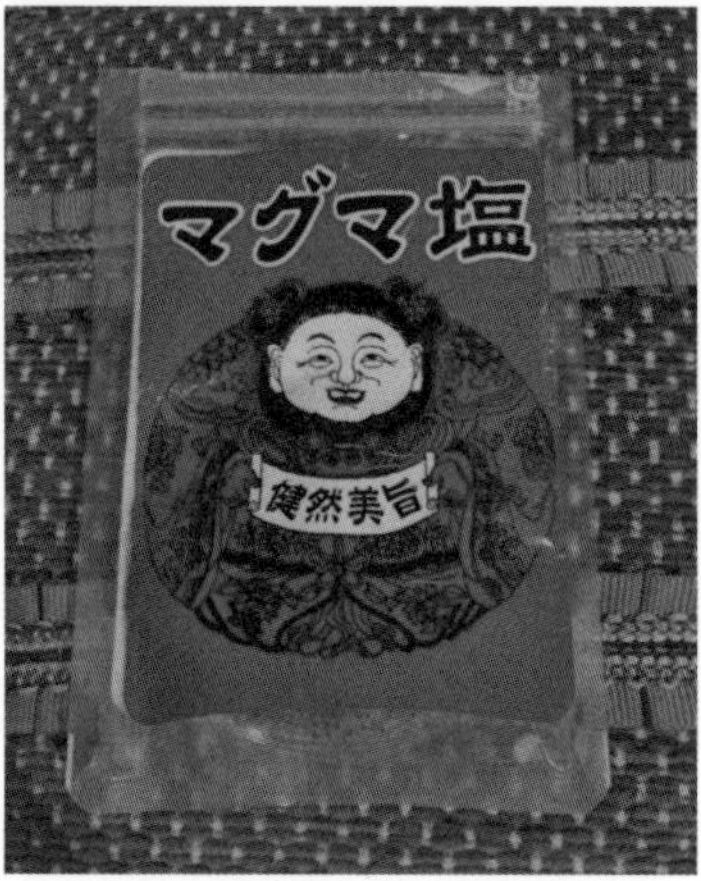

赤いお塩に、ハマりました。

このお塩をかけると、おかずがいりません。

チベットの赤い岩塩のパウダーです。

〝マグマ塩〟といいます。

地球の3億年前のマグマのエネルギーを含んでいるとか。

マグネシウムとイオウの含有量が並みはずれています。

もう美味しくて美味しくて、ごはんにかけたり、おかずにかけたり、そのままなめたり、2年ほど持ち歩いていましたが、やっと、治まりました。

スパイス＆ナッツ　ソルトごはん

琉球マクロビオティックのお料理教室で

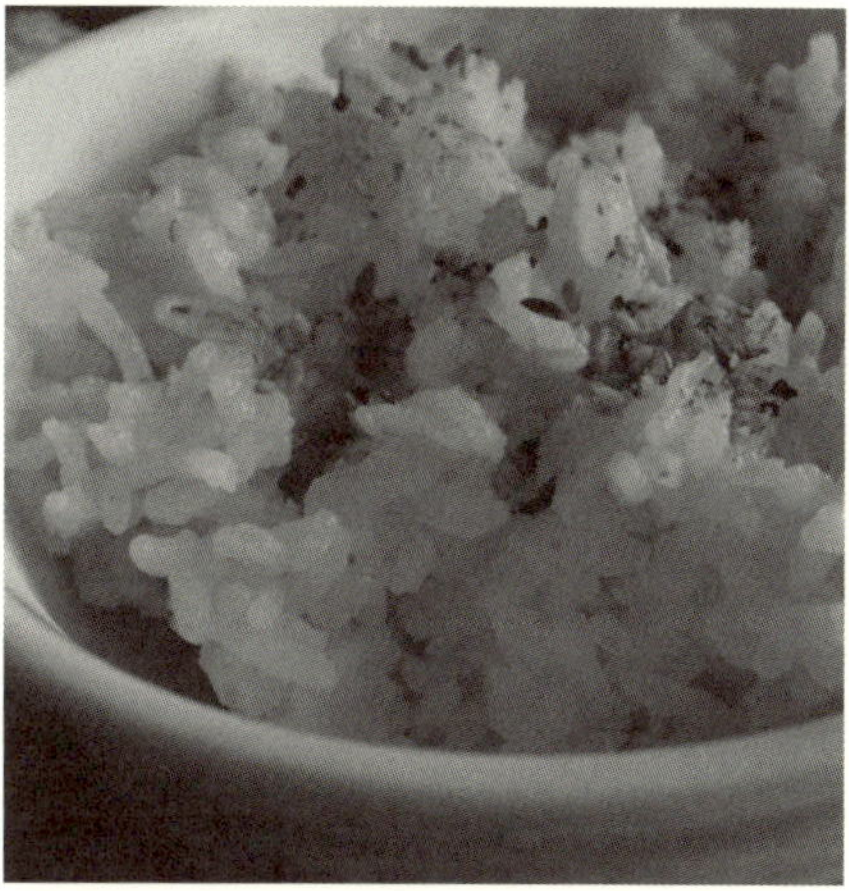

沖縄で、友人の池田キャシーの
琉球マクロビオティックのお料理教室で、食べて
カルチャーショックを受けました。
ごはんにナッツやスパイスをかけて、食べる！
これが、実に美味しいこと。
その日に3合を食べ尽くしました。
以来、夏場にはナッツとスパイスと
お塩をかけて、ごはんを食べています。
ナッツは、ゴマ、ピーナッツ、マカダミアナッツ、クルミなど、炒ったものを刻んで。
スパイスは、コリアンダー、クミン、ターメリックなどにお塩を加えて。

おかず味噌

ふき味噌・生姜味噌など、ごはんに乗せて

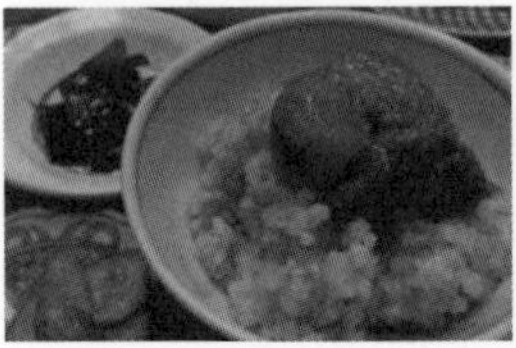

ふき味噌

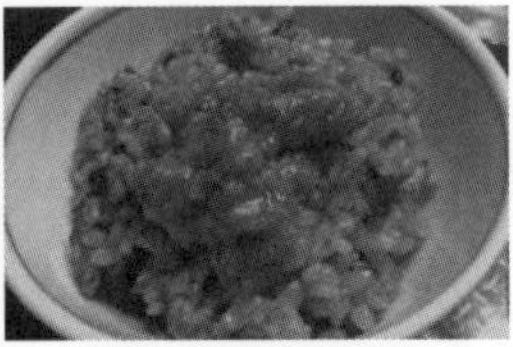

生姜味噌

お味噌を、ごはんに乗せて食べる
美味しさを、知りませんでした。
万座温泉「日進館」に、
いくつものおかず味噌が並んでいて、
ごはんに乗せたら、美味しい、美味しい。
ふき味噌が、お気に入りです。
ふき味噌は、市販品を買っていますが、
生姜味噌は、母が作ってくれます。

* 材料 *

生姜みじん切り
お味噌
蜂蜜か黒砂糖

* レシピ *

- 材料をお鍋に入れ、ごく弱火で練り上げます。

味噌おでん

塩で味を整え、お味噌で食べる

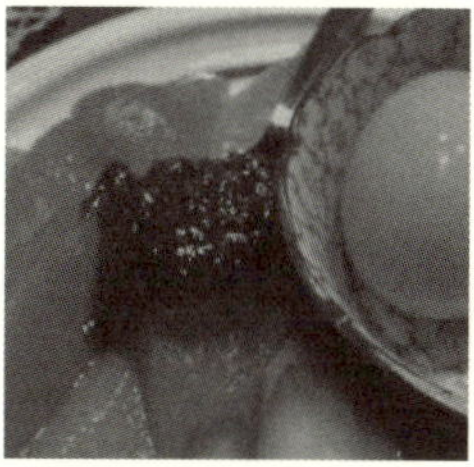

こんにゃくをゆでて
味噌おでん。
煮汁にゆで玉子を煮つけて
煮玉子に。
お豆腐も煮て、味噌田楽も
美味しい！

＊ 材料 ＊

こんにゃく
お豆腐
ゆで玉子
お出汁＋お塩
お味噌

＊ レシピ ＊

- お塩で味を調えた材料を、お味噌で食べます。
- お味噌は蜂蜜や黒砂糖で甘くしても美味しい。

そばサラダ

細く切った野菜とそばを醤油ベースのタレで

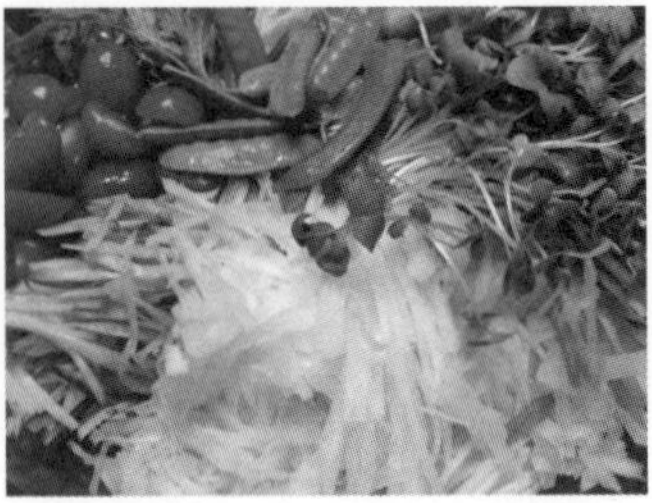

メインディッシュにもなる一品です。
ひたすら、大根、ニンジン、きゅうりを細く細く千切りにし、お醤油ベースのタレをかけるだけ。
トロロを加えても美味しいです。

＊ 材料 ＊

おそば（1人　1/2人前をゆでておきます）
大根　　ニンジン　　きゅうり（千切り）
かいわれ　　プチトマト
スナックえんどう（ゆでておきます）
お醤油　　レモン汁かゆずのしぼり汁　　蜂蜜

＊ レシピ ＊

- ゆでたおそばの上に用意をしたお野菜を盛りつけます。
- お醤油とレモン汁と蜂蜜を混ぜ、好みのタレを作り、かけます。

大根の生姜煮

煮くずれる手前まで煮て、味噌でも醤油でも

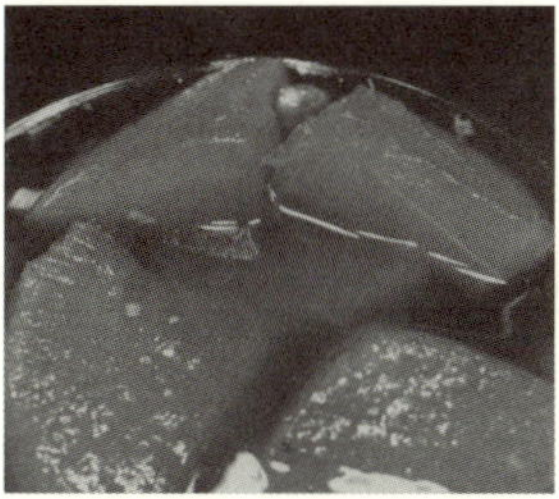

大根一本をゆでてしまうと、あれこれ使えてとっても便利です。
生姜をたっぷり入れた、べっ甲色の煮大根は、そのままでもお味噌をつけて、ふろふき大根風にしても、冷たくして食べても美味しいです。

＊ 材料 ＊

大根
お米（白米でも玄米でも）大さじ1
お出汁＋お塩
生姜のすりおろし　　お醤油

＊ レシピ ＊

- 大根を皮をむいて輪切りにし、お米とゆでます。
- お出汁をお塩で調味し大根が煮くずれる手前まで、やわらかく煮ます。
- 生姜のすりおろしとお醤油を加えます。

三ツ葉の炒め物

青物を蒸し炒めにして塩味で

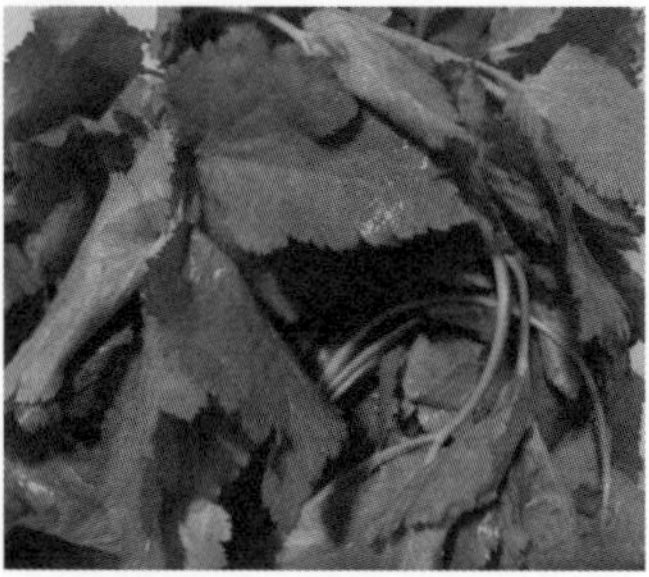

三ツ葉やクレソンなど
添え物に使われる青物が主役になります。

＊ 材料 ＊

三ツ葉　多め
白ゴマ油
生姜のみじん切り
お塩

＊ レシピ ＊

- 三ツ葉をザクザクと切り、水に通しておきます。
- フライパンに白ゴマ油で生姜のみじん切りを炒めます。三ツ葉を加え少量の水も加え蒸し炒めにします。
- 湯気が出なくなったら、お塩で味を調えます。

トマトの丸煮

一晩冷蔵庫に置いて味のしみたトマトは絶品！

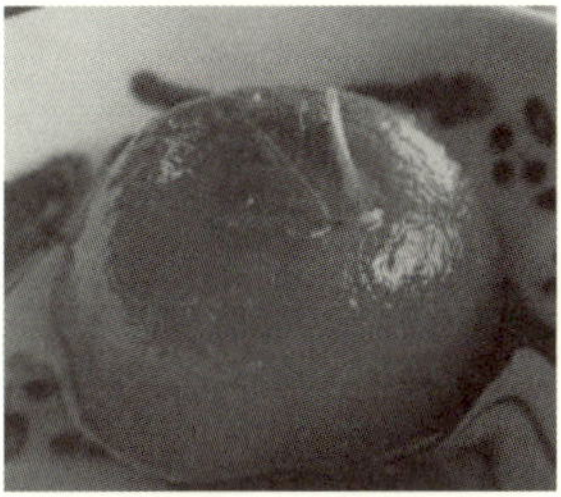

このトマトの丸煮は熱海「多賀そば」の夏の看板メニューです。
何回も通って、レシピを習いました。
1個、ペロリと食べてしまいます。

＊ 材料 ＊

トマト（1人1個）
お出汁＋お塩　　お醤油
生姜のしぼり汁

＊ レシピ ＊

- トマトは、熱湯にくぐらせ、皮を湯むきする。
- お出汁をお塩とお醤油で味を調えます。
- そこに、トマトを入れ、ひと煮たちさせます。
- タッパーに並べ、ひたひたのお出汁を入れ生姜のしぼり汁を加え、一晩冷蔵庫で置いて味をふくませます。

オレンジ・マーマレード・レンコン

レンコンと里芋がよく合います

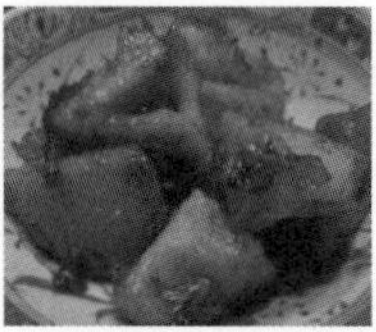

オレンジマーマレードと同量のお醤油を合わせたマーマレード・ソースは、万能バーベキューソースです。
オリジナルは、ニューヨークの中華料理店で出された、オレンジビーフが美味しくてレシピを習っていました。ベジタリアン向けに応用しました。

＊ 材料 ＊

レンコン（皮をむいておきます。里芋でも可）
片栗粉
オレンジマーマレード（小びん）
同量のお醤油
生姜とニンニクのみじん切り　　白ゴマ油

＊ レシピ ＊

- レンコンに軽く片栗粉をまぶし、
  少し多めの白ゴマ油で揚げておきます。
- フライパンに生姜とニンニクのみじん切りを炒め、レンコンを入れ、オレンジマーマレードとお醤油をまわしかけます。

すき焼き

すき焼きの主役は、〝お麩〟です。

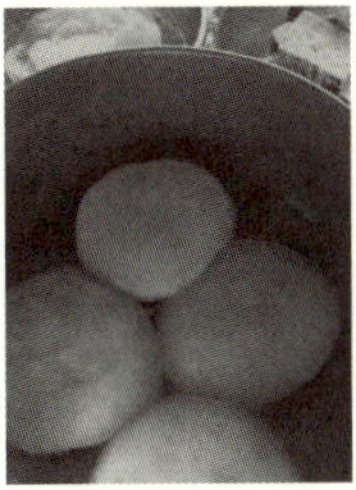

お麩は朝から、お水に浸して戻しておきます。
本当にトロリっと美味しい。
トマトを入れると美味しいことを、
君島十和子さんから習いました。

＊ 材料 ＊

牛肉
お麩　ネギ　シラタキ　焼豆腐
トマト（湯むきをしておく）
（以上 Ⓐ）
お醤油　黒砂糖　お出汁
生姜のすりおろし　玉子

＊ レシピ ＊

- お肉をお鍋で焼きつけます。
- そこにⒶの材料を並べ、ひたひたのお出汁を注ぎ、お醤油、黒砂糖と生姜のすりおろしを加えます。
- ぐらぐらしたら、溶き玉子でいただきます。

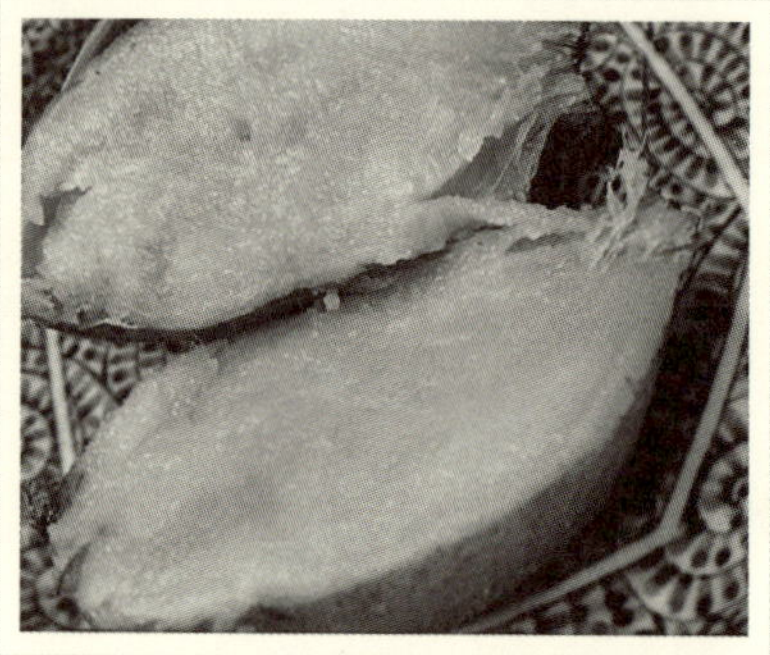

抗ウツ剤を止める時に、甘いお菓子を食べては、止まらなくなり、高い糖度で気分がハイになるのですが、しばらくすると、どんと落ち込んで…を悲しいぐらい繰り返していました。
焼き芋や蒸かしたサツマイモの甘さだと、落ち込みません！ おやつに、夕食にサツマイモばかり食べていました。

6

心の排毒も

鬱は心の排毒症状

ドクター石原メソッドを始めて数カ月。体中のありとあらゆる器官から猛烈な排泄作用が起き、壮絶な痛みと共に各種神経が活動を始め、めまぐるしい体調の変化に、一日ごとに別人の肉体になっていくようでした。

排毒のプロセスが一通り治まり、ほとんど寝たきりの状態から少しずつ外出が可能になったころ、もっとも辛い症状が訪れました。それまで薬によって無理やりコントロールしていた精神が、出口の見えない鬱状態に陥ってしまったのです。

二〇〇九年の五月に肝臓ガンの余命宣告を受けてからずっと、自分は年を越せないか、生きられても翌年の春くらいが寿命の期限だと思っていました。身辺整理ばかりしていたのも、命の終わりに向けての準備のつもりだったのです。

理想と現実のギャップが「鬱の元」

ドクター石原メソッドを通じて、私の身体は間違いなく治ろう、生きようとする方向を目指し始めました。ところがその一方で、生き続けることへの不安が重くのしかかったのです。心にとっては生きていくこと自体が予定外でした。

まるで幽体離脱しているかのように、身体と心がばらばらの状態でした。気持ちだけが勝手にそわそわするのに、身体が動いてくれません。人と会う約束をしても、それが果たせるかどうか不安でたまらないのです。

気が沈むと、元気にならなくては、と自分自身にプレッシャーをかけ、理想の自分像と現実とのギャップにまた落ち込むという負の連鎖。自信が持てず、自分があまりにも無価値だと感じられて、皮膚の内側の水が全て涙でできているようでした。

「鬱」も身体を温めて治す！

こうした私の心の状態を石原先生にお伝えすると、

「あなたが鬱病だったら、日本国民みんな鬱病です！あなたの場合は鬱の症状が出ているだけ、ただの憂鬱《ゆううつ》症です。憂鬱症と鬱病では風邪とガンくらい違う。大体鬱病の人は自分が鬱だという自覚がありません。あなたが自分で『鬱病だ』と言うこと自体、鬱じゃないんですよ」

とほがらかに笑い飛ばされました。

石原先生によると、鬱の解消には体を温めるのが肝心とのこと。確かに、体温が三五℃台前半になると、身体と連動するかのように心も冷たくなるのを実感していました。

薬物の力を借りず、自分自身で心を治癒していかなければと決心したのです。

あなた以外の誰もあなたを治療できません

石原先生は、「治療」によって行われるのは、肉体的な修復のみとおっしゃいます。

それに対して「治癒」は、自分で病気の原因を理解することにより、病気を作ってしまった身体の状態を根本から変えることです。

「あなた以外の誰も、あなたを治療し、治癒させることはできないんです」

そのお話は、目の覚めるような真実でした。

それまでは病気はお医者様やお薬、手術が治してくれるものだとばかり思っていました。それが自然治癒力を活性化することが治癒につながると伺い、病気に対する考え方が根本的に変わったのです。

病気の原因と結果

原因のない結果はありません。原因は「食べ過ぎ」と「冷え」で、結果は「病」。そして、病の原因を作ったのは、ほかならない私自身です。

薬は何も治していなかった、症状を抑えるだけだったということは、鎮痛剤で麻痺していた神経が甦る過程で痛感しました。手術でガンを摘出することはできますが、ガンを作ってしまった血液の汚れを放置したままだったら、また身体は新たな血液の浄化装置を作ってしまうはずです。

ドクター石原メソッドを始めてから、「身体は治りたがっている」と気付きました。

この治りたがっている力を最大限に生かすことができれば、どんな病気でも治癒できるかもしれないと実感したのです。自己治癒力に勝る力はありません。そしてその力は、誰の身体にも備わっているのです。

瞑想は心のクリーニング

「生きる」ことは「息《いき》る」こと。怠け者にとっての最高のエクササイズだと思い、「呼吸」を意識することを始めました。

呼吸は、吐く時に全身に血液が巡ります。

ゆっくりゆっくりと息を吐き切ります。

お腹に背中がくっつきそうなぐらい吐きます。

吸う息は自然に任せます。

この呼吸法は、お腹の中のマッサージ効果も得られます。

私は毎日夜九時から一〇分間を、瞑想の時間に当てています。ゆっくりゆっくりと呼吸のペースを落としながら、頭と心をからっぽにすると、病気に対する不安感も消え去って、感謝だけが残ります。自分と静かに向き合う、心のクリーニングのための大切な時間です。

死ぬほど運動すれば、死にません

自己治癒力を高めるためには第一に食べ過ぎをやめること。
また石原先生は
「人間も『動物』だから動いていないとだめですよ」
と言われます。筋肉から作られる体熱の割合は実に四〇%以上。
心臓疾患を抱え、運動がおっくうな今は亡き父に、
「お父さん、死ぬほど運動すれば死にませんよ」
と、歩くことをお勧め下さいましたことは、良い思い出です。
私は毎日の犬の散歩や、ヨガに行ったり、日常的にストレッチをしている
と、こんがらがっていたエネルギーの信号が、ほぐされた経絡《けいらく》を伝わって体中
あちこちに届くことが感じられます。

不安を消すのは行動の積み重ね

私にとって人生最大の不安は、肝臓ガンと共に訪れました。死への恐怖だけでなく、身体が動かなくなって両親の手を煩わせることへの不安が、果てしない心のブラックホールのように他の全ての感情を呑みこんでしまいました。

じっと不安を抱え込んでいると、暗い気持ちはどんどん育ちます。それが、ドクター石原メソッドに出会い、自分の手で状況を改善できるんだという信念を持って行動を起こしたとき、不安は薄皮をはがすように解消されていったのです。

行動の一つ一つは、本当にささやかなものでした。

ニンジンジュースを飲むこと。体温を測って記録すること。半身浴をすること。湿布をすること。生姜紅茶を飲むこと。

この気付きは、大きな自信につながりました。

「幸せ」感度を磨くことが病気治癒につながる

病気になる前、私は「幸せ不感症」でした。

自分を取り巻く環境や、持っているもの全てに対し、「あたりまえ！」と思ってしまい、感謝することも、感動することも、その存在に気づくことすら無くなっていたのです。

健康であること、歩けること、起き上がれること、暮らせる家や部屋があること、日常のお掃除やお料理ができること、働ける場、仕事のあること、収入のあること……食事が美味しい！　と思え、家族と友人に恵まれていること。

そして何よりも、この宇宙に生かされ、存在することを許されていること。

大切なこれらのことに「幸せ」を感じるセンサーが壊れていたのです。病気によって全てを一度失うことで、「幸せ」感度を磨くことが病気治癒につながると気付けました。

魂・心・身体は一つの小宇宙

古代ギリシャの偉大な医師、哲学者、錬金術師たちは、病気を「魂・心・身体が分離した状態」であると考えていました。

病気とは、霊的な本質からの分離状態であり、不健全な思考と不自然な行動を取り除くと、肉体はバランスの取れた自然な状態に戻り、人は再び健康を取り戻す、と彼らは信じていました。

魂・心・身体は、一つの小宇宙であると考えられていたのです。

私自身、病気療養中に何度も、「身体と心がずれている」と感じ、「そういえば最近、身体の中にちゃんといなかったな〜」と思う体験をしています。

身体は、薬物中毒状態で、ガタガタでした。血液・肝臓をはじめ、体中が腐り始めていました。

心は自ら強烈な負荷をかけて、怒り・不安・怖れの重しで潰《つぶ》れていたのです。

ネガティブな感情を「感謝」に置き換えたとき奇跡が起こる

機能不全で分裂した身体・心・魂を治癒するためには、病気の原因を理解し、自分を変化させるチャンスであると気付き、そして実際に自己変革することです。

ネガティブな感情を全て、「感謝」に置き換えることで、奇跡が起こります。魂は広がり、身体は安らぎ軽くなり、心には平和が訪れます。

私の場合は心の中から次々と出てくる、怒り・不安・怖れの感情に気付いて、許しの技術を磨き、何とか感謝の気持ちを持てるようになったときに、一気に身体の治癒が進みました。身体の治癒はすなわち、心の進化の顕《あらわ》れだったのです。

身体だけではなく、心や魂のメンテナンスも必要であることを、病気を通じて痛感しました。

断食で体内が「空」になり宇宙エネルギーと共鳴する

初めてニンジンジュース断食の保養所に滞在したとき、石原先生の奥様、石原エレーナさんの心の浄化セミナーに参加しました。

「断食では、身体の排毒だけでなく、心の浄化も促される」

というお話が、ニンジンジュース断食と極少食生活を続けて五年経った今、身体にしみとおるように実感できます。

そして、断食を実践することで、体内が「空」になる。「空」は、宇宙エネルギーを表します。

体内が「空」であることで、宇宙エネルギーと共鳴し、頭のてっぺんで、宇宙とのコンセントがつながったように宇宙エネルギーが流れ込みます。

断食中、なぜだか、やたらと元気になれる秘密が、実は宇宙エネルギーとつながることなのです。

玄米ごはんのおにぎりに貝のお味噌汁だけの生活は、三カ月ほど続いたでしょうか。デトックス症状は治まりますが、体力がなく三階から一階の実家に下りることができません。

父がお盆に乗せて三階まで運びやすいように、母がお茶碗によそったご飯の上に、いろいろなものを乗せてくれました。

お漬け物、おジャコ、つくだ煮、おかず味噌、菜っぱの炒めもの、トロロに納豆などです。それにお味噌汁という生活も三カ月ほど続いたように思います。

立っていることもままならず、ほとんどソファーやベッドに横になったままでした。ほぼ半年間は寝たきりの生活です。

駅までの徒歩一〇分が、外国に行くように遠く感じ、自宅から郵便ポストまでの坂道を上るのにタクシーを呼びたいぐらいの衰弱ぶりです。

何かをきっかけに、突然元気になったわけではありません。気がつくと、おやつにお菓子が食べたくなっていたり、一階まで食器を下げに行けたり、秋に栗ごはんが食べたくなったり、栗ごはんが大好物ですが、母に鬼皮をむいてもらうのが申し訳なくて、二シーズン遠慮しました。

ガン宣告から三年目の秋には、栗の皮むきのできる自分が嬉しくて、週に二度も三度も栗ごはんにしていました。

ごはんに何かを乗せて食べる習慣は、今も続いています。

あんなに好きだったパンやパスタが姿を潜め、すっかりご飯党になりました。自然栽培の材料を可能な限り揃えています。エネルギーに満ちたお米や野菜、調味料をいただけているためか、間食やおやつへの欲求もグッと減り、いつも満ち足りています。

目の前に、玉子かけごはんと甘いお菓子が並んでいたなら、昔は迷わずお菓子を選んでいましたが、今は玉子かけごはんを選びます。

ガン闘病を機に、食の嗜好が変わったようです。

おじゃこごはん

お醤油だけの味つけで、ごはんの上に乗せる

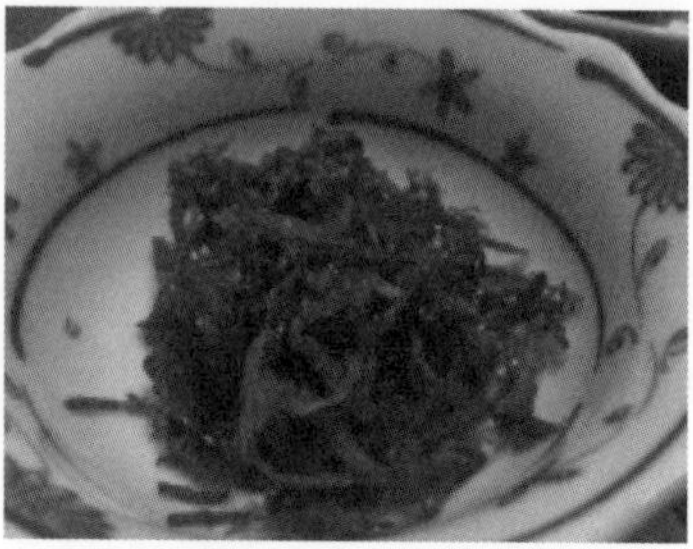

おじゃこのつくだ煮が大好きで、
ごはんに乗せて食べています。
甘くしないで、お醤油で炒りつけるだけの、おじゃこ。
とっても美味しいです。

＊ 材料 ＊

ちりめんじゃこ
1/5量のお醤油
さんしょの粉や実

＊ レシピ ＊

- ちりめんじゃこをフライパンで、から炒りします。
- そこに、お醤油をジャッと加え、湯気が出なくなったら、さんしょの粉をふりかけます。

えんどう豆ごはん

白米に入れて炊く方が断然美味しい

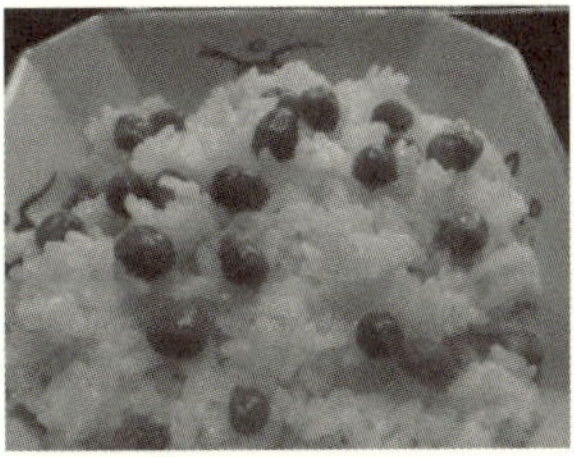

お豆ごはんは父の大好物でした。
えんどう豆のシーズンは、よくよく食卓に登場します。
えんどう豆ごはんは、白米の方が断然美味しいです。

＊ レシピ ＊

えんどう豆（さやから外す）
白米の10分の1量
お塩少々

＊ 材料 ＊

- 材料の1.1倍のお水で炊飯器で炊きます。
- お豆が軟らかいのを好まれる方は炊く前に下ゆでして下さい。
- 宮古島の黒小豆で炊いたごはんも美味しいです。

つくだ煮ごはん

ごはんを美味しくするつくだ煮たち

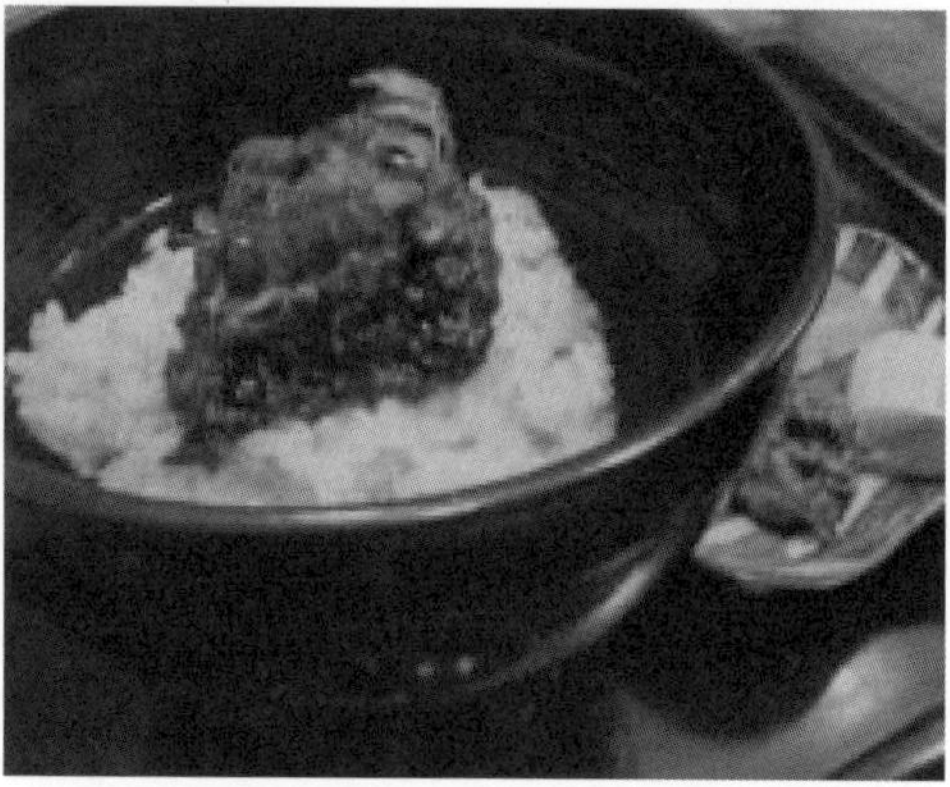

つくだ煮の美味しさも、
ごはん中心の食事になってから覚えました。
ピンは鯛の甘露煮。
キリはおジャコや昆布のつくだ煮。
京都の和久傳や新橋の玉木屋、
大阪の神宗などから取り寄せています。
つくだ煮で、少々贅沢しても、一つ数百円。
お財布に穴があく心配はありません。

大好物、栗ごはん

栗を先に蒸すともっと美味しい！

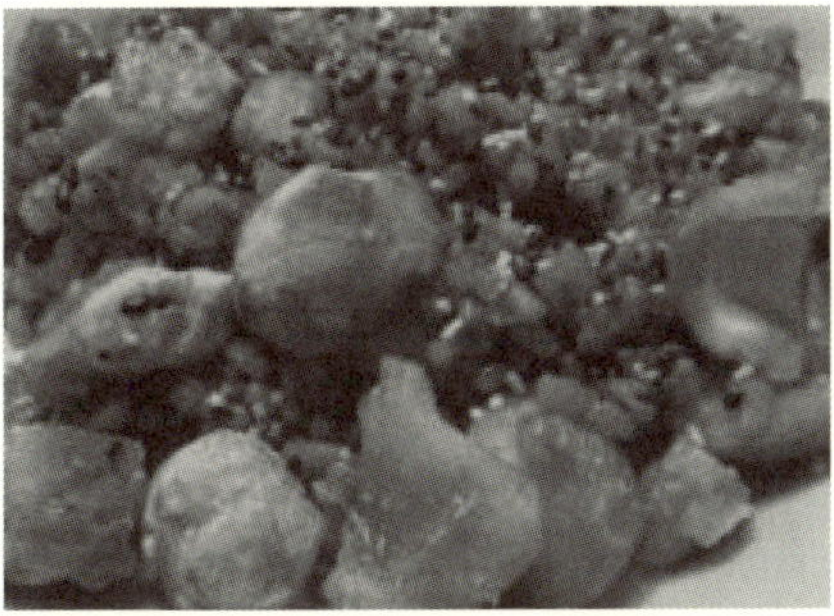

ごはんレシピの中で、栗ごはんが一番の大好物です。いろいろと試しましたが、今の気に入っているレシピは、栗を先に蒸してしまう方法です。

＊ 材料 ＊

玄米or白米
栗（私は栗が大好物なので玄米と同量）

＊ レシピ ＊

- 栗は蒸して、鬼皮と渋皮をむき、軽く塩をふります。
- 炊き上がったごはんに炊飯器のまま、栗を入れ、10分程むらします。

菜っぱごはん

熱々ごはんによく合う大根菜

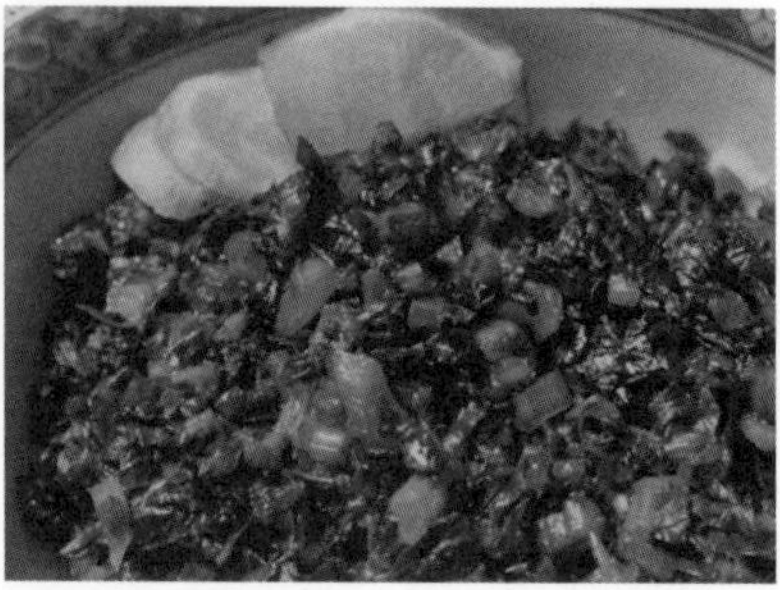

葉っぱのついた丸々１本の大根が手に入りましたら、必ず葉を炒めて、お醤油味に仕上げておきます。熱々ごはんに、本当によく合います。

＊ 材料 ＊

大根の葉っぱ（みじん切り）
お醤油
ゴマ油

＊ レシピ ＊

- 大根の葉っぱを、みじん切りにし、
  さっと水にさらし、水を切ります。
- フライパンにゴマ油を熱し、大根の葉っぱを炒めます。
- 湯気が出なくなったらお醤油を回し入れます。

お漬け物ビビンバ丼

まん中に温泉玉子を乗っけた丼仕立て

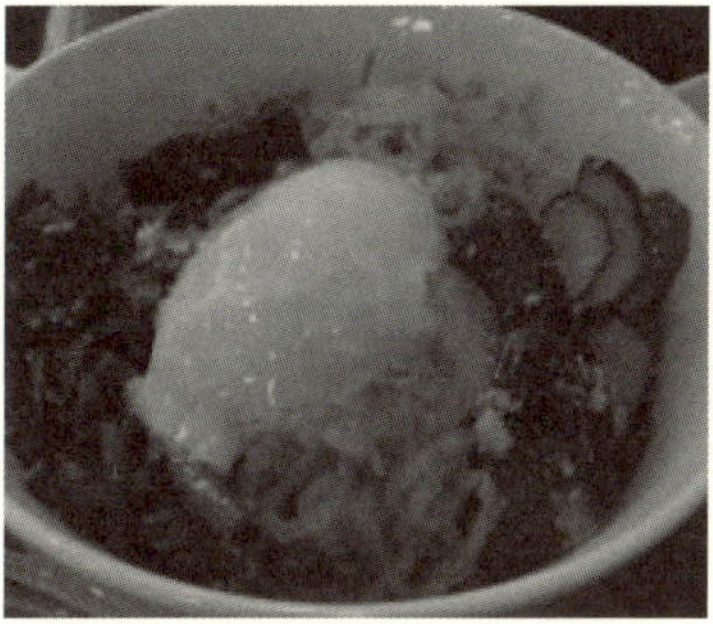

韓国のビビンバ丼を真似て、
お漬け物で、お丼仕立てです。
沢庵や白菜漬け、きゅうり漬けは、
細かく薄く切ると食べやすいです。
まん中に温泉玉子を乗っけて
お醤油をかけて
食べています。
温泉玉子は湯わかしポットに
玉子を入れて20分でできます。

トロロごはん

トロロ芋と玉子にお醤油、最強のエネルギーチャージ

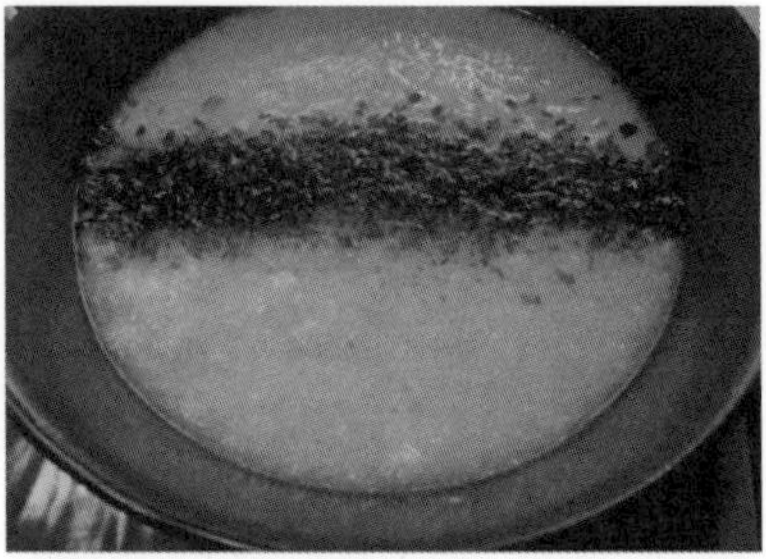

熱々のごはんに
トロロ芋に青海苔
シンプルで、力強い1杯です。
トロロ芋はお出汁でのばしたり、
玉子でのばしたり、しています。
生姜のしぼり汁は欠かせません。
ごはんに麦を混ぜて、
炊きたての麦ごはんに、
トロロと玉子にお醤油。
最強のエネルギーチャージごはんです。

納豆ごはん

納豆にバリエーションを加えた丼仕立て

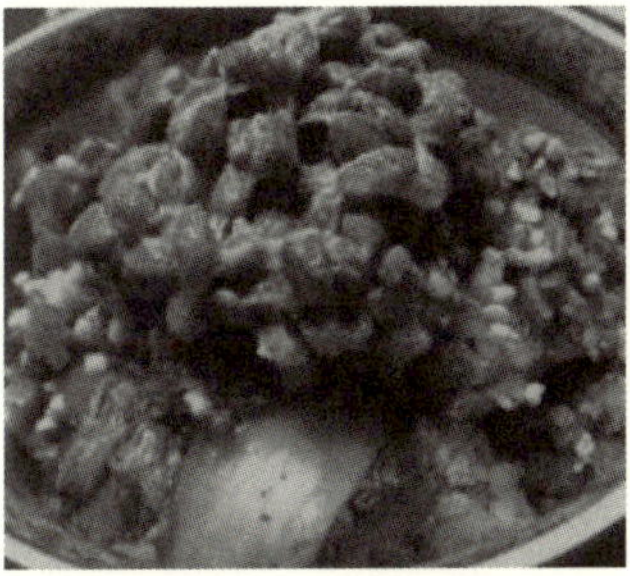

シンプルに納豆をお醤油と
からしで食べるのが日常ですが、
納豆にバリエーションを加えて
お丼仕立てにしても、いただきます。
納豆＋キムチ
納豆＋ゆでたオクラの刻んだもの
納豆＋ネギ
納豆＋トマト
納豆＋岩海苔や青海苔
納豆＋玉子
納豆＋梅干し
納豆＋すりゴマ
納豆＋トロロ……
創作は尽きません。

玉子かけごはん

玉子は必ず有精卵で!

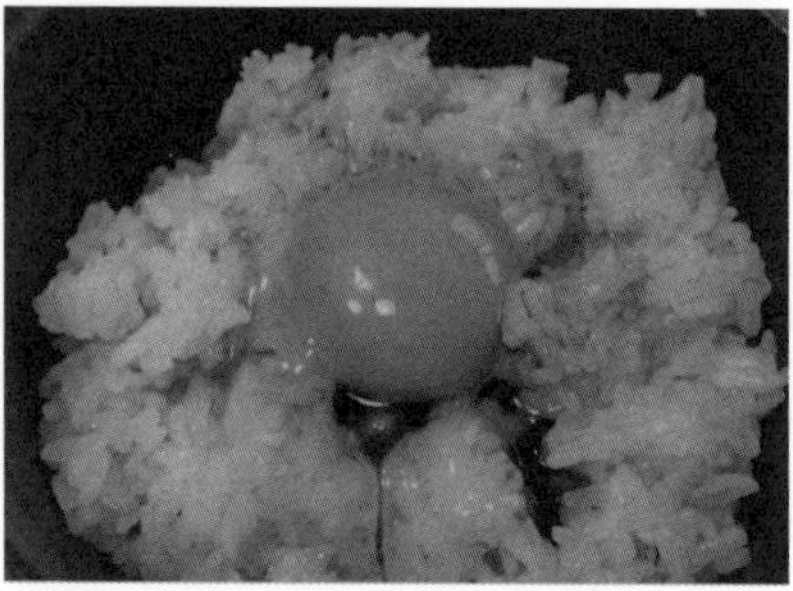

毎日食べてもいい! ぐらい大好きな
玉子かけごはんです。
玄米の時はお塩で、
白米の時はお醤油で、いただきます。
玉子は必ず有精卵で!
無精卵ですと、温めても腐ってしまう……
体内でも腐りやすい。
有精卵は温めるとヒナが生まれる。
生命を育む完全栄養食品です。
自然栽培農家から届く有機卵は、黄味が
小さく、そんなに黄色くない。自然の姿を
見て、不自然に気づきました。

しあわせごはん

あるものを色どり良く合わせた四合わせごはん

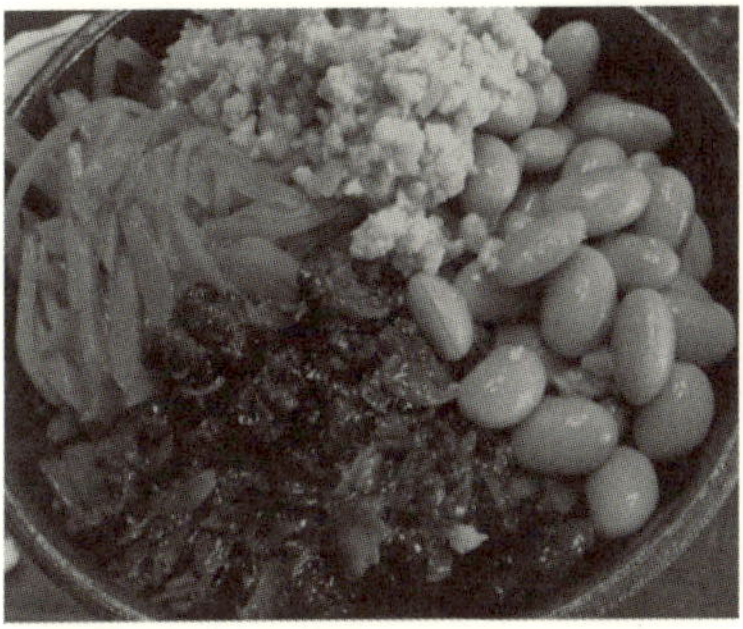

わが家では、四色ごはんのことを「四合わせごはん」「幸せごはん」と呼んでいます。

炒り玉子
枝豆
蒸した千切りニンジン
アサリの佃煮など
冷蔵庫にあるものを色どり良く
乗せるだけです。
ごはんは白米でも、玄米でも。
ゆでたトウモロコシを1粒ずつ外したものや、
かつおぶしにお醤油をまわしたものなど、
色どりを楽しんでいます。

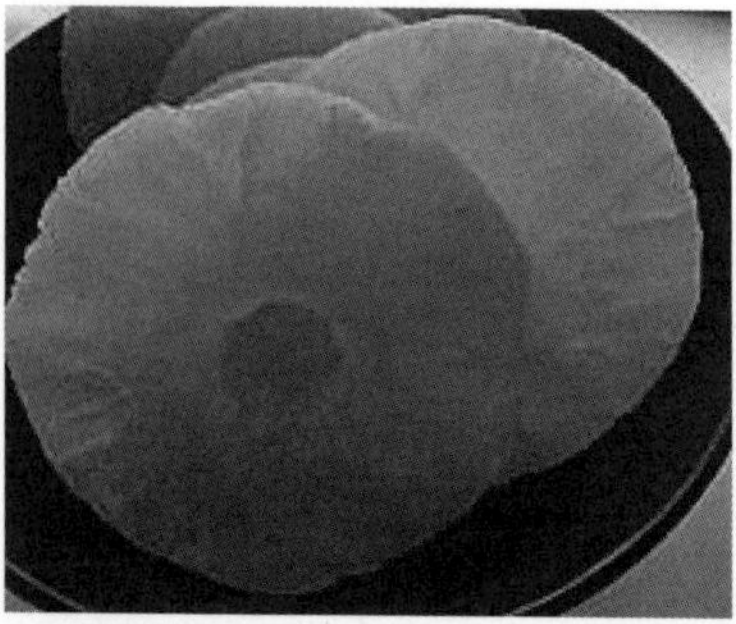

外出時やお3時に、ドライフルーツをよく食べていました。
甘味が強く、空腹感を忘れさせてくれます。
いつの間にか、胃が小さくなり空腹感が気にならなくなりました。

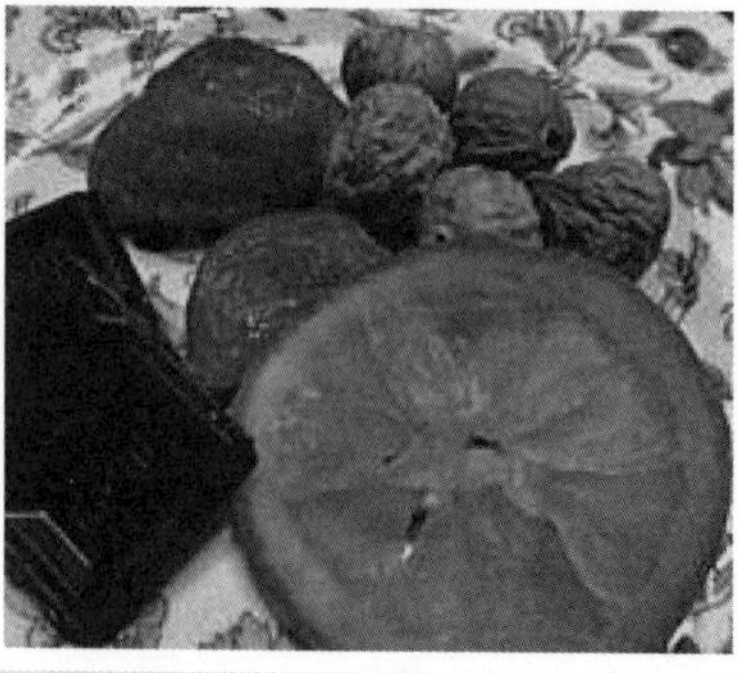

7

ガン患者は一日一食でいい

一日一食にすると九五%の病気が治る

ガン患者は一日一食でいいと石原先生に言われました。「食べ過ぎはガン細胞を養っているだけ」なのだそうです。

一日一食を集中して食べると、残りの二三時間は、ほぼ断食状態になります。朝ごはんをジュースに替えて、お昼ごはんの量を半分にするだけで、一・五食分の量になります。夜は今まで通り食べ、お酒を飲まれる方は晩酌もよいので、難しくありませんし、長く続けることができます。

一日三食を一日一・五食にすると、腹五分目ということになります。腹五分目にすると、今かかっている病気の半分は消え、一日一食にすると、九五%の病気が治ってしまうのです。

実は、私のガン治癒体験は九五%のなかの一人、一例でしかない「奇跡」ではなく、誰にでも起こり得る「希望」なのです。

午後六時〜午前四時は吸収の時間

人間の体には体内時計が備わっていて、

●午前四時〜一二時は排泄の時間
●一二時〜午後六時は消化の時間
●午後六時〜午前四時までは吸収の時間

なのだそうです。

そういう意味でも、一日一食というのは理にかなっているのです。

デトックスに大切な、午前中の排泄の時間に食事を摂ってしまうと、食べものを腐らせないように！　と、排泄よりも消化が優先されてしまうのです。

消化・吸収のために、体内の血液が常に胃腸に集中してしまい、手足の血流が悪くなり、冷えてしまうのです。

「噛む」ことが、ガンを防ぐ！

動物が摂るべき食物のバランスは、その「歯」の形から分析できます。人間の場合、三二本の歯のうち、二〇本（六二・五％）は穀物をすりつぶすための臼歯という歯。八本（二五％）が野菜や果物をかじるための門歯。そして、四本（十二・五％）が肉や魚を引き裂くための犬歯です。

歯のバランスに合わせて、食べ物のバランスを合わせることが大切で、口腔内は、私たちにとって、第一番目の消化吸収器官でもあるのです。

「噛む」ことでもたらされる効能として、

一、肥満を防ぐ——よく噛むことで、脳にある満腹中枢が刺激され、満腹を感じます。早食いは、満腹信号が出る前にどっさり食べてしまうのです。

二、脳の発達——噛むことで脳細胞が活発化し、知育を助け記憶力が増します。認知症の予防にもなります。
三、歯と歯茎の病気を防ぐ——よく噛むことで唾液がたくさん出て、口腔内を清潔に保ちます。唾液には虫歯や歯周病を予防する働きがあります。
四、胃腸の働きを促進する——唾液に含まれる消化酵素が胃腸の働きを促進し、よく咀嚼《そしゃく》することで食べ物がすり潰され、胃腸の仕事を助けます。
そして
五、ガンを防ぐ——噛むことで唾液がたくさん出ます。
この唾液に含まれる酵素には、発ガン物質の発ガン作用を消す働きがあるのです。
ひと口三〇回以上噛むと、この酵素が出てきます。
三〇回‼　慣れないとアゴが痛くなります。
消化器系のガンの方は、ひと口一〇〇回以上噛むことをおすすめします。
胃腸への負担をグッと軽くすることができます。

私のガン完治食―飲みもの

前日の夕ごはん後から、翌日の夕ごはんまでを、なるべく飲みものだけで過ごし、人為的に断食状態を保つように工夫をして暮らしております。

朝のニンジン・リンゴジュースに、生姜紅茶は基本です。

暑い真夏に冷たい飲みものでの欲求を抑えることには苦労をしました。イタリアやスペイン産の天然発泡水にレモンを浮かべたり、ミントの葉で香りを楽しんだり……薔薇のジュースにハマッてみたり。

ただし、肝臓ガンが完治するまでは、厳格にニンジン・リンゴジュースと生姜紅茶という基本を守っておりました。

私はガンが消えた後の、腎機能が快復するまでの闘病生活がツラかったのです。鬱症状に悩まされ、人生から喜びがすっかり消えてしまったのです。生きていることに喜びがなくとも、体が思うように動かずとも、髪は伸び、爪も伸び、生きなくてはならない。

そんな時に、友人が薔薇のジュースを送ってくれました。その時の心の晴れ方は忘れられません。

薔薇に夢中になり、ジャム、サイダー、キャンディー……食品だけでなく、香水やルームフレグランス浴剤も薔薇で揃えていました。薔薇園に出掛けたくなったり、少しずつ心の病いからも解放されていきました。

ガン宣告を受けること、更に余命宣告を受けられた方の心へのストレスは計り知れないものと、自身の体験と重ね、ご案じ申し上げます。

たった一杯の飲みものが、心を和らげる力を持っております。

一日の数分間でも、ゆっくり深呼吸をしながら美味しいお茶の時間を作られて下さい。

私は病気は心から先に癒されるように感じています。

ハニージンジャー

蜂蜜漬けの生姜があるといつでも紅茶が飲める

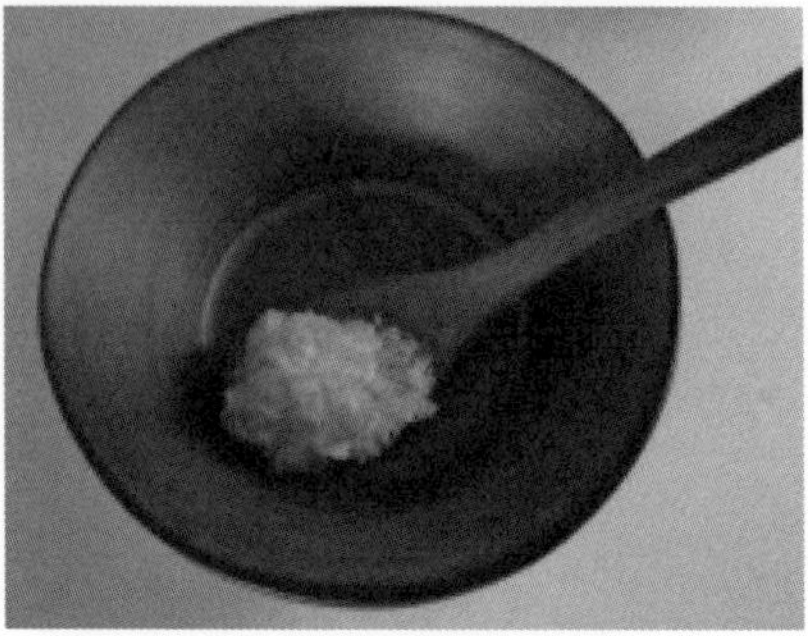

東京・新宿の、小河原伯爵邸のレストランで、
最後の紅茶と一緒にお願いした生姜が、細かく刻んで、蜂蜜漬けにした生姜で、感激しました。
このハニージンジャーの作りおきがあると
ハニージンジャーティーが手軽に楽しめます。

＊ レシピ ＊

- 生姜をひたすら細くみじん切りにして、
  ビンの中で蜂蜜に一週間以上漬けます。
- 冷蔵庫での保存が可能です。

フレッシュオレンジジュース

夏場のジュース断食はオレンジで

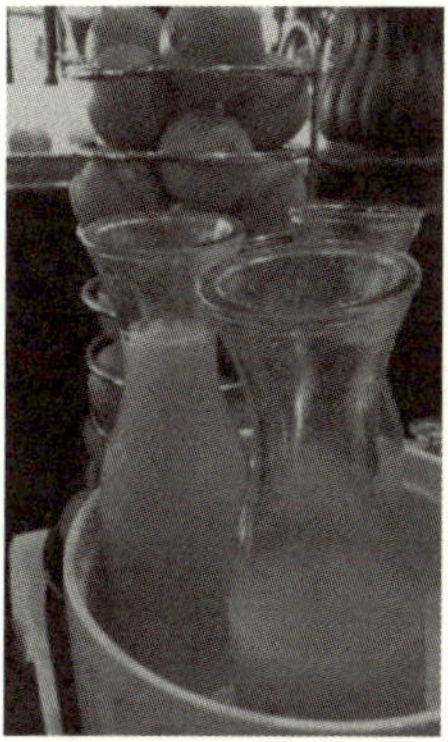

夏場のリンゴが手に入りにくい時、
どうしたら良いか？　とよく質問を受けます。

市販のリンゴジュースで良いのでは？　と思っていましたが、翌日、舌が真っ白になっています。何か、含まれています。リンゴジュースに……。

名古屋のマリオットホテルの朝食で、オレンジを絞ったジュースが美味しくて！

そうか、オレンジジュースでいいのかと、開眼しました。

夏みかんを絞って、蜂蜜を加えたり、柑橘類を使って工夫しています。

最優先すべきは、午前中から夕食までを、ジュースや紅茶の飲み物で過ごし、人為的に断食状態を保つこと、です。リンゴとニンジンにこだわらなくて大丈夫です。

ミント水

真夏日の熱さのなかで、室温のミネラル発泡水を

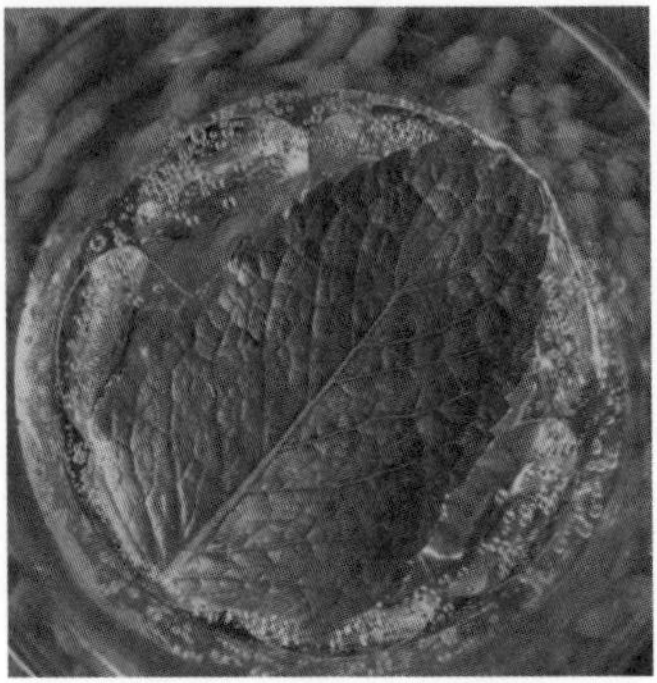

真夏日の熱さのなかで、冷たい飲み物を欲した時に室温のミネラル発泡水の炭酸とフレッシュミントの葉のダブルな爽やかさで乗り切りました。

＊ 材料 ＊

ミネラル発泡水
フレッシュミントの葉

＊ レシピ ＊

- 室温のミネラル発泡水に、フレッシュミントの葉を手の平でパチンとたたいてグラスに浮かべます。

赤シソジュース

「気を開く」働きのあるシソを使って

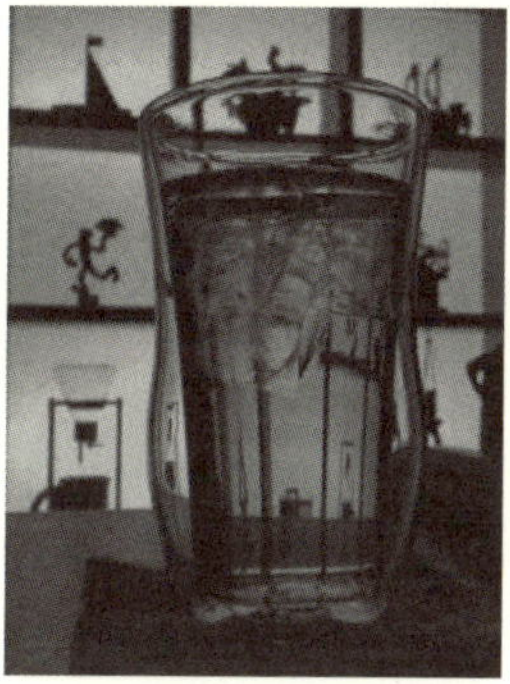

友人から手作りの赤シソジュースの素をいただきました。
お水で薄めるだけ！　です。
シソには「気を開く」働きがあります。
心の沈む時のレスキュードリンクです。

＊ 材 料 ＊

赤シソジュースの素

＊ レ シ ピ ＊

- お水で薄めるだけ

薔薇のサイダー

ツラい日々を慰めてくれた薔薇の香り

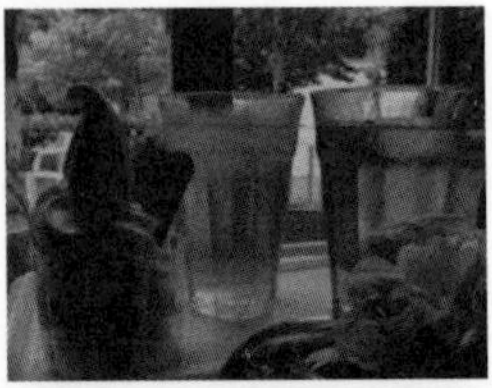

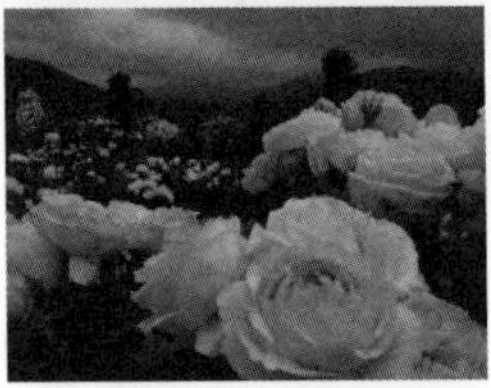

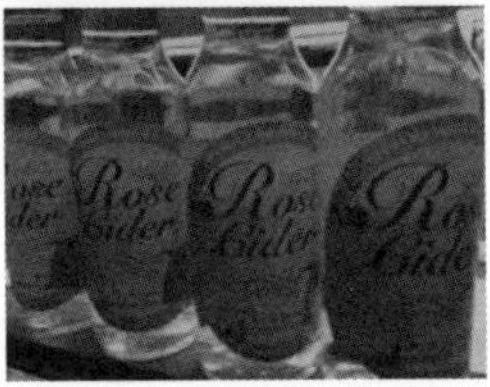

一時期、薔薇のサイダーやジュースばかりを飲んでいました。
ピンク色の美しさと薔薇の香りが
ツラい現実から逃避させてくれました。
薔薇のサイダーは、ボトルも美しく、
河津の薔薇園から、取り寄せていました。

8

ガン、完治！

ガン、完治！

二〇〇九年八月。わずか四〇日間の一日一食生活と、一〇日間のニンジンジュース断食を終えた時点の血液検査で、白血球の不足以外、肝臓数値、血糖値、コレステロール値など、全ての値が正常値の範囲になっていました。

腫瘍マーカーの数値もすっかり下がって、許容範囲に収まったのです。

一年後の二〇一〇年七月、すでに腫瘍マーカーの値は無いに等しく、肝臓のレントゲン写真からも、ガンが退縮したことが分かりました。ガンが見つかったときにはくっきりとした形だったのが、アウトラインのぼやけた影のようなものがうっすらと映っているだけです。

石原先生は「この影はかさぶたのようなもので、石灰化して何らかの形で排出されてしまいます」とおっしゃいました。

レントゲン検査を受けた大病院では、もはや「手術をしましょう」とは言われませんでした。「ガンは進行はしても退縮はしないから、ガンだったとは断定できない」と言われるところまで、私の身体は回復していたのです。

九月に受けた血液検査では、全ての項目で、石原先生から「一〇〇点満点ですよ」とのお墨付きをいただきました。

そして一〇月、黒っぽい便の排泄が何日か続いた後、再びレントゲンを撮りました。

何と、腫瘍が消え、病巣であったと思われる箇所に、細かい血管が集まってマリモのようになっているのです！　大病院の先生もビックリして思わず立ちあがり、レントゲン写真に顔をめり込ませんばかりの勢いで凝視して「何だ、これは！」と洩らされたほど、それは摩訶不思議な光景でした。

病院では新たな異常の発生を心配されましたが、石原先生にお伝えすると、

「本当に良かった！　完治です。全く心配ありません！」

と一緒に喜んで下さいました。壊れた組織を再生すべく、毛細血管が集まって血液を送っているのです。

その三カ月後の検査では、マリモ様の塊が、まったく姿を消してしまいました。

ガン腫瘍が消えたのです。

たったの一年間、ドクター石原メソッドを実践した末に、余命三カ月と言われるまでに進行していたガンが消えてしまったのです。

私たちの想像を超えた力、人体の神秘をまざまざと思い知った瞬間でした。

木村秋則さんの
奇跡のリンゴ冷製スープ

飲む度に〝生きていてよかった！〟と思える

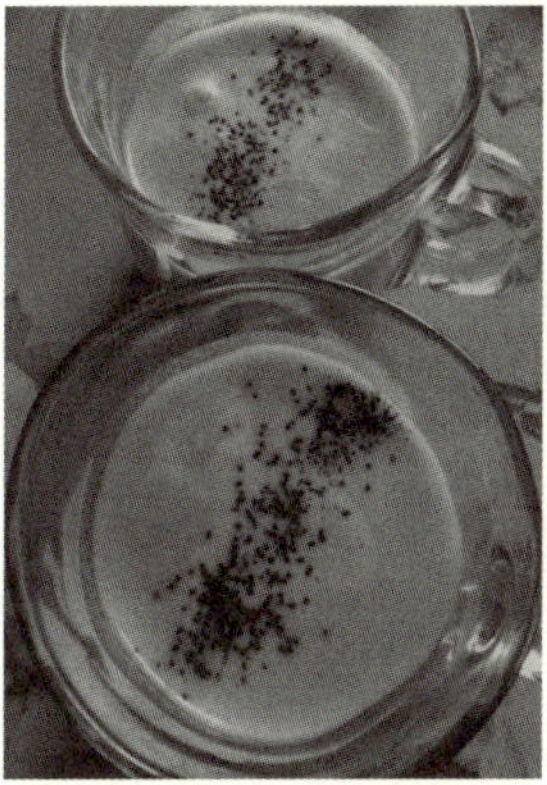

「奇跡のリンゴ」の木村秋則さんをご紹介下さいました「レストラン山崎」山崎隆シェフの傑作のスープです。

食欲のない時、元気の出ない時、
このスープから、どれだけエネルギーをもらったことでしょうか。

飲む度に〝生きていてよかった！〟と思えます。

体中に、しみわたる美味しさです。

お取り寄せ
レストラン山崎
電話　0172-38-5515

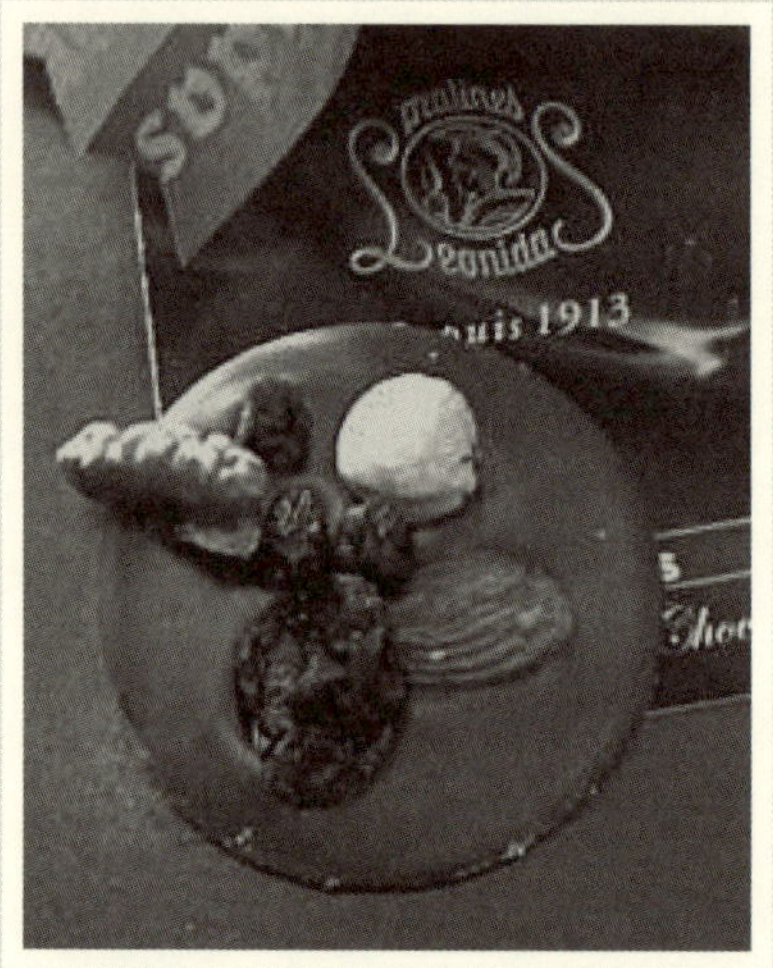

「1日1食」実践中に、血糖値が下がり、どうしてもお腹が空いた時は、黒砂糖やキャンディー、チョコレートでお腹の虫養いをしていました。ほんの数十秒で空腹感は収まります。

9

ガン完治、その後

食べたいものが何よりの薬

ドクター石原メソッドを始めてから、血液が二〇代並みに若返っただけではなく、嬉しい変化が目に見える形でも訪れました。

また一日一食生活を開始して一年経ったころ、皮膚が生まれ変わる体験をしました。

最初に現れたのは、「豆乳が飲みたい！」という衝動でした。それまで豆乳を飲むとお腹を下していたのが、ヤクルトやカルピスを足すと美味しくてお腹もこわさないことがわかり、生姜紅茶の代わりにごくごくと豆乳ばかり飲んでいました。

豆乳を飲み始めてからひと月たった晩、夢の中で「Vitamin C（ヴァイタミン・シー）♪」とコマーシャルのような歌を聞き、目覚めたら今度はグレープフルーツが食べたくてたまらないのです。食べ始めると止まらなくなり、はじめの三日間は一日に七つも平らげていました。

グレープフルーツを食べ続けて一週間後、皮膚から大変な勢いで垢《あか》が出始めました。顔からかかとまで、軽く触れるだけで表面がぽろぽろ落ちてしまうのです。お風呂でこすっていると、皮膚が無くなってしまうのではないかと思うほどでした。

そんな状態が一〇日間続き、ようやく皮膚の新陳代謝が終わったときにはシミやくすみが取れ、肌の色が明るくなっていました。

そして、豆乳とグレープフルーツを摂りたいという異様なまでの渇望も消えてしまったのです。

今にしてみると、この一連の発作は、細胞の生まれ変わりが体内から体表に移ったことの表れではないかと思っています。

豆乳のタンパク質とグレープフルーツのビタミンCで、自ら体内でコラーゲンを作るよう、身体がメッセージを送っていたのかもしれません。

体内の細胞もきっと、この垢のように猛烈な勢いで生まれ変わっていたのでしょう。

また、その後しばらく経って、石原先生のご著書に、グレープフルーツがガンの再発防止に効くと書いてあることに気付きました。

金柑の甘露煮

金柑からもビタミンCがたっぷり摂れる

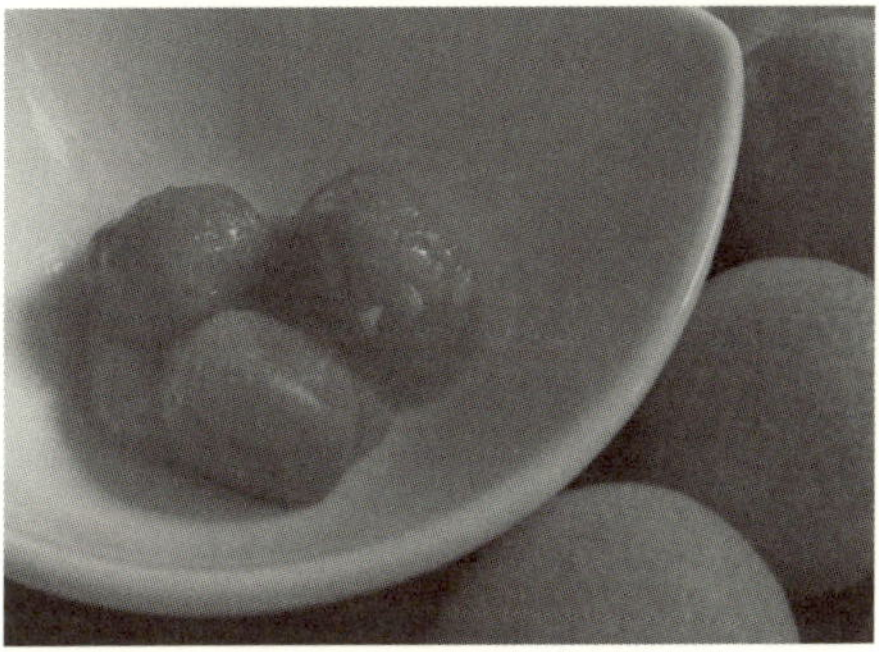

今は亡き父が、金柑のシーズンになると作ってくれました。種取り専用の耳かきも用意して。

＊ 材 料 ＊

金柑
お砂糖（わが家はきび糖。お好みの量で）

＊ レ シ ピ ＊

- 金柑はタテに４本切れ目を入れ、耳かきで種を取り出します。
- お砂糖をふりかけて、水分を出します。
- 極弱火で煮ます。

アレルギーも血液の浄化作用

まるで溶けてしまったかのように、どこかへ行ってしまった肝臓ガン。その後の血液検査でも「異常なし」の状態が続きました。

しかし、じつは私にはもうひとつ二〇年以上抱えている不調がありました。私が肝臓ガンよりも長くつきあっていたのは「腎機能不全」です。

そのため、常に体は疲れやすく、むくみやすく、腎臓が腫れぼったくなり、石を抱えているかのように感じる時期もありました。そんな時は、心も沈んでしまいます。

「やっぱり体質かな」とあきらめてはいたのですが、私のからだは肝臓の次に腎臓を治そうとし始めたのです。

「からだってスゴイ！」感動すら覚えました。

白い尿が出るようになり、時折血尿も混じることがありましたが、石原先生の保養所にまた二週間ほどお世話になり、「ニンジン・リンゴジュース」断食で、その症状もすっかり治まりました。

すると今度は、二五年越しの花粉症がショック症状のように吹き出してきました。目は開かず、のどは腫れ、鼻水は流れっぱなしです。

毎年花粉症の季節の前に、必ず抗生物質を服用して抑えていたのですが、それを一気に排毒し始めたかのようでした。とても外出できる状態ではありませんから、自室に引きこもりゴールデンウィーク明けまでひっそりと過ごしました。

花粉のピークが過ぎ、ほっとしたのもつかの間、今度は左脇の腎臓の辺りに激痛が走ります。

カイロによる火傷かと思っていたのですが、石原先生のクリニックを訪れて初めて「帯状疱疹《たいじょうほうしん》」であることを知りました。

先生からは、漢方の腎機能を助けるお薬と塗り薬の処方をいただきました。

しかしその後も、左脇→左腕の付け根→左首の付け根→左側目の下と帯状疱疹はメドレーで襲いかかってきます。石原先生いわく、帯状疱疹も〝腎虚〟、つまり水毒が原因とのこと。

ガンを溶かした私のからだは、次に余分な水分を排泄し始めたのでした。

腎臓結石も自力で出せる！

そして、おしっこの色がどんどん変わっていきました。白、黄緑、赤、茶色……。

でも石原先生には「血液検査上も何ら問題はなく、体温が三六度を切っていないから大丈夫です。何らかの病気が進行して出ている症状では、ありません。快癒に向かっていると思われます」と言われました。

生姜紅茶のような錆びた茶色のおしっこが続き、背中の鈍痛が局部的な痛みに変わっていきました。やがて右下に降りてきた痛さはハンパではなく、まるで体の中をとんがったフォークで刺されているような感じでした。トイレに駆け込みましたが、冷や汗がダラダラ流れ、どんどん体が冷たくなってきます。「このままトイレでパンツを下したまま死んでいくんだ……」と切ない気持ちでした。ですが、救急車を呼ぼうにも動くことができません。

突然、「体の中で、何かが外れた」という感じがしました。

その後大量の血尿が出て、冷や汗が少しずつ止まってきました。やがて何とか膝をつきながらトイレから出ることができました。まるで一晩中トイレにいたように思えたのですが、全部でたった一五分くらいの出来事でした。


翌日、トイレの底にスプーン三杯くらいの白っぽい砂がたまっていました。石原先生にお聞きすると、「白いのなら腎臓からですよ」と。どうやら腎臓にあった結石が星砂状になって出てきたようです。

それが二〇一二年一一月のことです。


ガンは一三カ月で治ったのですが、腎臓が治るのには三年かかりました。

この時以来、体の痛みも全部消えて、すごく元気になりました。

体温もずっと三六・五度以上をキープしております。

そば味噌だんご

お味噌と蜂蜜の栄養たっぷりなコラボです

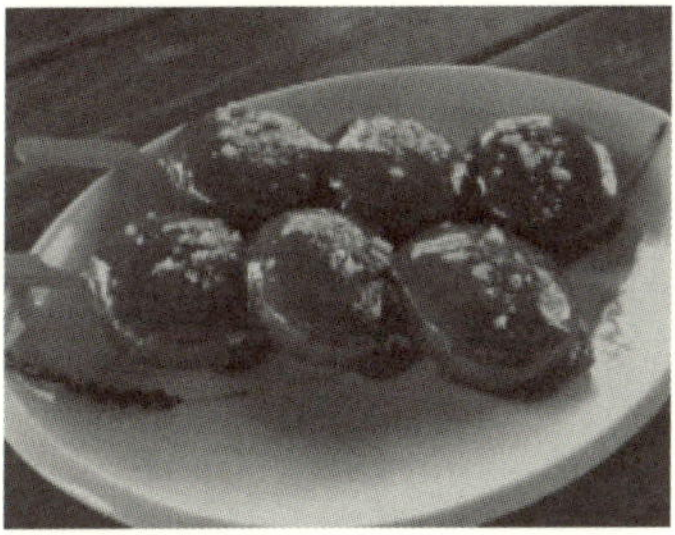

軽井沢に行くと必ずハルニレテラスの「川上庵」に立ち寄ります。
お目当ては、「そば味噌だんご」。あまりにもこのおだんごばかりを注文するので、お店の方が、レシピを教えて下さいました。

＊ 材料 ＊

そば粉　　白ゴマ油　　お味噌
蜂蜜　　くるみ

＊ レシピ ＊

- そば粉を水を加えて硬めに練り上げます。
- おだんごにして、熱湯にくぐらせ、ゆでます。
- このおだんごを、カラッと白ゴマ油で揚げます。
- お味噌を蜂蜜でのばしておだんごに付け、刻んだくるみをたっぷりかけます。

骨折も、自分で治せる　治す!

一昨年のX'mas前に、あろうことか、左足首を再骨折しました。階段から落ちたのです。

一晩、氷水のバケツに足首を入れて冷やし、翌朝近所の大学病院に駆け込みました。

三㎜幅の骨折でした。ギブスをされ、松葉杖をお借りして、山ほどの鎮痛剤を抱えて帰宅しました。

「きっと、どこかのタイミングで温めるにちがいない……」と思い、石原結實先生にお電話をしました。

「冷やしているから、痛み、腫れるのです。すぐに温めなさい。あなたの血液が、カルシウムを患部に運んで新しい骨を作るのですヨ」

そうです。血液が骨を作るのです。

早速、ギブスを外して、紫色に腫れ上がった足首を足湯してみました。まぁ、気持ちの良いこと！　温めている時は痛みも感じません。

更に石原先生は、
「痛みの奥に快感を感じるようになったら日光の下で歩きなさい。丈夫な骨が作れませんよ」とも言われました。

ハンパなく痛んでいたのですが、三日目だったでしょうか、頭がボーッとして思考が停止した感覚になり不安になりました。

これまた石原先生は、
「痛みの限界を越えないように、脳内モルヒネが出た状態だから心配なし」と言われたのです。

一錠の鎮痛剤も飲まなかったため、体が痛みまでも自然治癒させてしまいました。

ゆっくり歩行練習をして、二週間後には、伊勢神宮へ初詣出に行かれました。

しかも、この三㎜のすき間の骨折が完治したことで、全治一一カ月の骨折以来できなかった、ツマ先立ち、ジャンプ、パンプスをはく、正座をする！　が全てできるようになりました。

最初の骨折手術の時、どうも繋ぎ方が三㎜足りなかったようです。

私の体は、再骨折することで、足の長さの調整をしたのです！

即席ヨモギ餅

ヨモギには強いデトックス作用がある

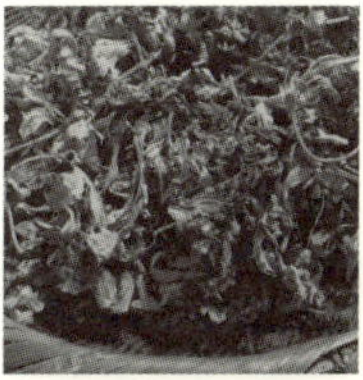

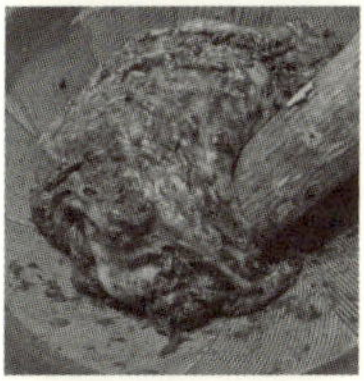

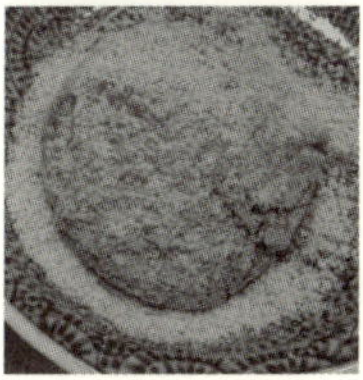

ヨモギを軽く干してお餅と一緒に蒸し、すり鉢でヨモギとお餅をつくだけです。

きな粉に黒糖を混ぜ、水でぬらしたスプーンで、ヨモギ餅をすくい、きな粉の中に落とすだけ。

ほんの半刻で、お腹がシャーシャー……。

ヨモギには強いデトックス作用があります。

ここ静岡県東部ではヨモギを〝毒出し草〟と呼びます。

少食は究極のアンチエイジング法

ガンが癒えた今、気がついてみるとガン発症前の体重からマイナス八キロで四四キロ、ウエストはマイナス八センチの五七センチ、そしてふくらはぎ周りがマイナス三センチの三〇センチになりました！　しかも無理なダイエットをしたときのように、身体がシワシワになることがないのです。

カチンカチンだった大根足は、身体を温めて水分を出したことで、細くなっただけでなく、ふにゃふにゃに柔らかくなっていました。そしてびっくりすることに、白髪の根元から黒い髪が現れたのです。

老化現象の一つの原因として、体内に酸化された異常タンパク質が増加することがあります。それが食事を制限することで、異常タンパク質が分解・除去され、タンパク質が若返って細胞を若い頃の状態にリセットするのです。
また、食事制限は活性酸素の発生を抑えるため、酸化された異常タンパク質の生成自体も減少させます。少食がアンチエイジングにつながる所以です。

私たちの身体を構成する六〇兆個の細胞は、毎日その二割が新陳代謝を繰り返しています。全体としては何も変化していないように見えますが、常に古い細胞が死に、新しい細胞が生まれているので、一年前の私を形作っていた細胞・原子・分子は、今は全く存在しないのです。

私のガン細胞さえも、一年前のガン細胞とは入れ替わり、ポッコリお腹の脂肪細胞やカチンカチンの大根足の細胞も、全て新しいものに替わっているのです。垢の大量発生は「身体が作り変えられている！」と実感させてくれました。

常に新しい細胞が生まれているからこそ、治癒にもダイエットにも、奇跡や成功の道が存在するのですね。

ガン闘病中13カ月間の
食事例です。

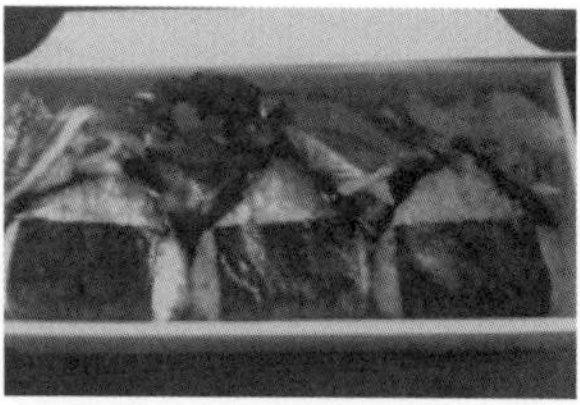

おむすびが主役のお弁当です

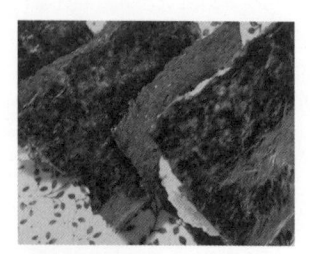

佐藤初女先生スタイルの
海苔のおむすび

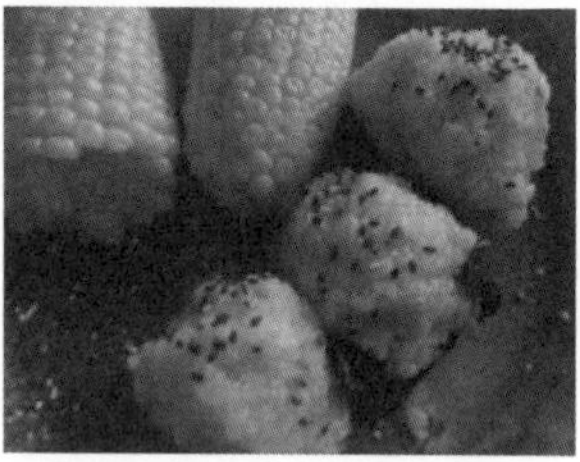

夏は小さなおむすびと
大好物のとうもろこしを

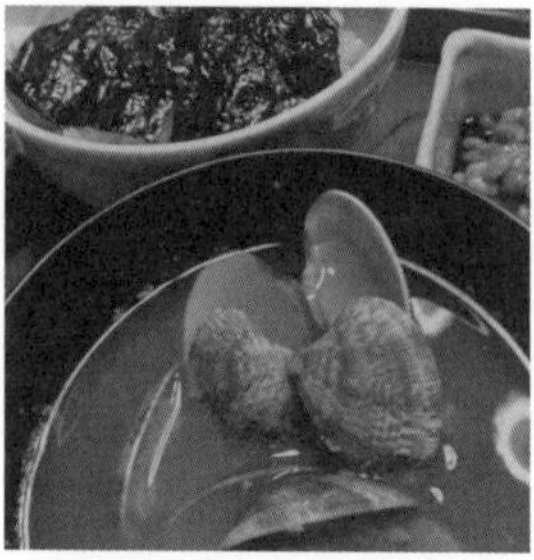

海苔ごはんとアサリのお味噌汁。
私の定番ごはんです

すっかり元気になった
1日1食5年目の夕食例です。

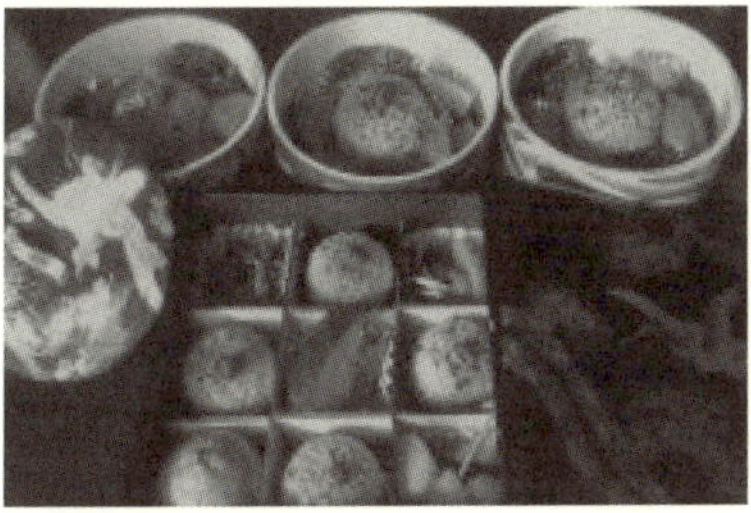

3人分

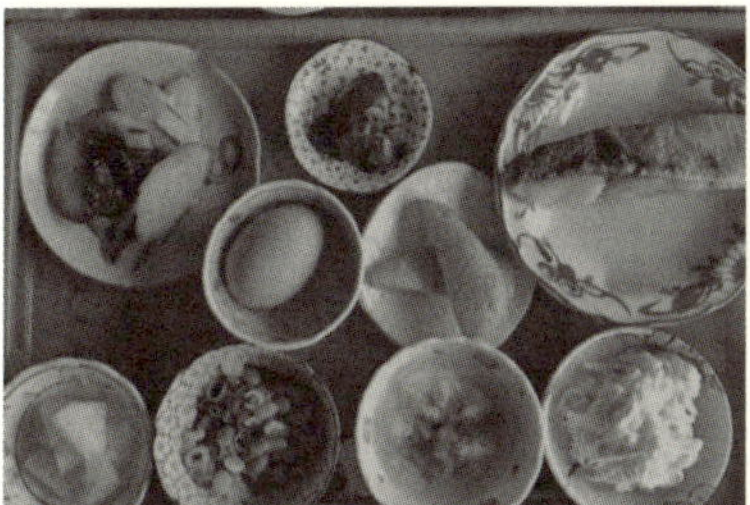

ほとんど食欲がなかった闘病中が
ウソのようです。

おわりに

この二〇一四年五月で、ガン宣告から、丸五年を迎えました。

生き残れたのは、なぜか。

命の恩人でもある主治医、石原結實先生との出会いが、生死を分けました。

私と時を同じくして、ガン宣告を受けた友人知人たちは、標準治療と呼ばれる、手術→抗ガン剤治療→ホルモン治療→放射線治療を念入りに受け、皆、他界しております。

私は、手術もせず、抗ガン剤治療もせず、放射線治療もせず……

朝食をニンジン・リンゴジュースに替え、

昼食に生姜紅茶を飲み、

夕食を一日一食だけを食べる石原式健康法、ドクター石原メソッドのお陰で、一三カ月間で肝臓ガンが消えてしまいました。

この間のデトックス（排毒）症状はすさまじいものでした。腐敗臭の脂汗には、自分の体が腐り始めていることを実感しました。

私だけでなく誰もの体内に自己治癒力が潜んでおり、出番を待っています。デトックス症状は、今思えば自己治癒力の活発なる働きでした。

吐きました。下しました。熱も出ました。体中ギトギトの脂汗も出ました……

自己治癒力は、もっとスマートな働き方をするものと思っていましたが、とんでもない。実にグロテスクなものでした。

この自己治癒力、そして、自己免疫力を高める生活改善の方法、ガン体質根本改善の指導を石原結實先生から受けることができたのです。

それが、朝のニンジン・リンゴジュース、お昼の生姜紅茶、そして好きなもの、食べたいものを食べることのできる夕食、だったのです。

自分自身も半信半疑、周囲からの批判も強烈でした。

「ニンジンやリンゴで、ガンが治るはずがない」

「ニンジンやリンゴで、ガンが治ったら医者はいらない」などなど。

ところが、本当にガンが治ってしまったのです。

この度、ガン闘病中に食べた一日一食の、夕食メニューのレシピ集の企画をいただき、改めて自分のガン完治食を思い返してみました。

私の場合、肝臓という消化器のガンであったためか、常に食欲がなく、少し食べ過ぎると吐く、下すを繰り返していました。

特に闘病スタート半年間の夕食は、玄米ごはんのおむすびに、貝類のお味噌汁と梅干しなどのお漬け物でした。

ガンが消えるまでは、常に迫り来る「死」におびえていたので、食はとても細かったのです。この日本食の原点である、米・味噌・醤油レシピの極少食が、私の体に奇跡をもたらしてくれたのでした。

あんなに好きだった、パンにもパスタにも全く食指が動きませんでした。

とにかく、「ごはん」と「お味噌汁」だったのです。

お米やお味噌、お醤油などの調味料やお野菜は、丁寧に安全に作られたものを厳選しました。

ガンを治癒させようとしているのに、これ以上体内に食品添加物や農薬などをとりたくはありませんでした。

幸い近所に伊豆半島に巨大な自然栽培農園をもつ宗教団体の自然食品店があり、食材の入手に困ることがありませんでした。

石原先生の喝破された

「あなたが作った病気なんだから、

あなたが、治すのです！」

は、真実でした。

私に作れた病気なのだから、私に治すことができる。たとえその病気が、ガンであっても、です。

この小さな本を手に取って下さる方が、今ガンと向き合っておられるのなら、私があなたのガンを治して差し上げたい。

けれども、どんなに強く願っても、あなたのガンを治して差し上げることはできないのです。

お医者様だって、どんなに強いお薬だって、あなたのガンを根本から治すことはできません。ガンを取り除いたり、抑えたりしているだけですから。

石原先生からいただいた、

「あなたにしか、治せない」

この冷たいようで、底なしの優しさに包まれた言葉を、あなたにお贈りします。

体は、間違いなく治りたがっています。

どうぞ、お大事にお過ごし下さい。

私にお役に立てますことがありましたら、どうぞ出版社であるKKロングセラーズまで、ご連絡下さいませ。

ムラキ　テルミ

〈参考文献〉

『食べない健康法』石原結實著・東洋経済新報社
『「体を温める」と病気は必ず治る』石原結實著・三笠書房
『ガンを防ぐ！再発させない！食べ物、食べ方』石原結實著・青春出版社
『「うつ?」と思ったら体温を測りなさい』石原結實著・かんき出版
『〈医者いらず〉の食べ物事典』石原結實著・ＰＨＰ研究所
『食は運命を左右する』水野南北著・玉井禮一郎訳・たまいらぼ
『体質と食物』秋月辰一郎著・クリエー出版
『ガンは自宅で治す』ムラキ　テルミ著・ＫＫロングセラーズ
『ガンは自分で治す』ムラキ　テルミ著・ＫＫロングセラーズ

余命3カ月のガンが消えた
1日1食奇跡のレシピ

著　者　ムラキ テルミ
発行者　真船美保子
発行所　KK ロングセラーズ
東京都新宿区高田馬場 2-1-2　〒 169-0075
電話（03）3204-5161（代）　振替 00120-7-145737
http://www.kklong.co.jp

印　刷　太陽印刷工業（株）　製　本　（株）難波製本

落丁･乱丁はお取り替えいたします。※定価と発行日はカバーに表示してあります。

ISBN978-4-8454-0934-1　C0247　Printed In Japan 2014